Naomi Feil

Validation

Ein Weg zum Verständnis verwirrter alter Menschen

Aus dem Amerikanischen übersetzt von Andrea Marenzeller
Bearbeitung von Vicki de Klerk-Rubin

7. Auflage

Ernst Reinhardt Verlag München Basel

Titel der amerikanischen Originalausgabe:
„Validation – The Feil Method. How to help Disoriented Old-Old“

Die Deutsche Bibliothek – CIP-Einheitsaufnahme

Feil, Naomi:
Validation : ein Weg zum Verständnis verwirrter alter Menschen /
Naomi Feil. Übers.: Andrea Marenzeller. - 7. Aufl. -
München : E. Reinhardt, 2002
(Reinhardts gerontologische Reihe ; Bd. 16)
Einheitssacht.: Validation <dt.>

ISSN 0939-558X
ISBN 3-497-01633-0

Printed in Germany
Reihenkonzeption: Oliver Linke, Augsburg

Ernst Reinhardt Verlag, Postfach 38 02 80, D-80615 München
Net: www.reinhardt-verlag.de Mail: info@reinhardt-verlag.de

Für ein Altern in Weisheit

Dieses Buch ist für alle geschrieben, die für desorientierte, sehr alte Menschen sorgen und sich für ihre Probleme interessieren. Validation unterstützt Betreuer/innen beim Umgang mit dem sehr alten, desorientierten Menschen, der seinen Gefühlen freien Lauf läßt. Validation akzeptiert die Menschen so, wie sie sind. Validation erklärt die Ursachen von Gefühlen. Validation unterstützt den sehr alten Menschen, seine Ziele – nicht unsere – zu erreichen.

N. F.

Dieses Buch ist Ed Feil gewidmet, dessen Filme mehr sagen als alle Worte.

Vicki de Klerk-Rubin und Piet de Klerk haben wesentlich zur Verständlichkeit und Lesbarkeit beigetragen.

N. F.

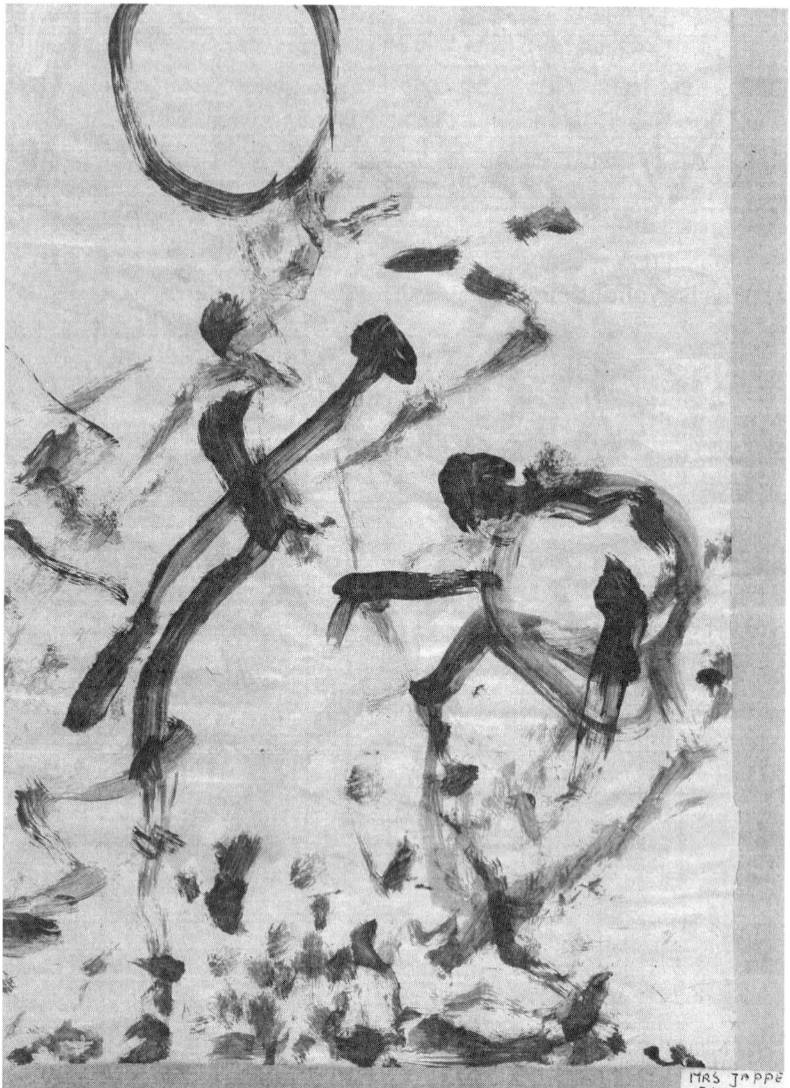

Gezeichnet von Frau Jappe, 86 Jahre alt, am 23. Juli 1975, Stadium II, zeitverwirrt

Inhalt

I. Was ist Validation

Der Beginn

Nachdem ich mich sieben Jahre lang in verschiedenen Gemeinschaftszentren mit orientierten, gesunden älteren Menschen beschäftigt hatte, begann ich 1963 im Montefiore-Altersheim in Cleveland, Ohio, mit desorientierten, sehr alten Menschen – sie waren 80 Jahre und älter – zu arbeiten.[1] Ursprünglich wollte ich diesen desorientierten Menschen helfen, der Realität ins Auge zu sehen und ihnen im Rahmen einer Gruppe Kontaktmöglichkeiten schaffen. Im Verlauf von drei Jahren erkannte ich die Aussichtslosigkeit meines Unterfangens: Jede Person[2] war in ihrer inneren Erlebniswelt gefangen. Sie reagierte auf die anderen Gruppenmitglieder nur dann, wenn Gefühle sondiert und in Erinnerung gebracht wurden; Musik stimulierte den Gruppenzusammenhang und das Wohlbehagen. Ich gab das Ziel der Orientierung auf die Realität auf, als ich bemerkte, daß die Gruppenmitglieder sich immer dann zurückzogen oder zunehmend feindselig wurden, wenn ich sie mit der unerträglichen Realität der Gegenwart zu konfrontieren versuchte.

So sang z. B. eine sehr alte, desorientierte Frau häufig: „Daisy, Daisy, I'm half crazy …", und erklärte mir dann den Grund ihrer Demenz: „Es ist leichter, wenn du verrückt bist. Dann kannst du tun, was du willst."

Ein anderes Mitglied der Gruppe stand auf und erklärte beim Hinausgehen: „Ich muß nach Hause, das Essen für meine Kinder machen." Ich sagte: „Frau Kessler, Sie können nicht nach Hause. Ihre Kinder sind nicht dort. Sie leben jetzt hier, im Montefiore-Altersheim." Darauf antwortete sie: „Das weiß ich. Seien Sie nicht so dumm! Deshalb muß ich jetzt sofort weg. Ich muß nach Hause, das Essen für meine Kinder herrichten!" Kein einziger Hinweis auf die Realität konnte Frau Kessler überzeugen. Sie fühlte sich im Heim unnütz, verlangte nach ihrem Zuhause und nach ihrer früheren Rolle als Mutter dreier Kinder. Vor sich hinmurmelnd wandte sie sich von mir ab: „Was weiß die (sie zeigte auf mich) schon davon. Was glaubt sie, wer sie ist!“

Oder Herr Rose, der den Verwalter beschuldigte, ihn auf dem Dachboden zu „kastrieren“: Fünf Jahre lang versuchte ich, Herrn Rose an der Realität zu orientieren. Als der Verwalter pensioniert wurde, sagte Herr Rose zu mir: „Sie haben recht. Er hat mich nicht gequält. Ich tauge nichts und habe nie etwas getaugt.“

Das waren seine letzten Worte an mich. Er ließ seinen Stock fallen und ging keinen Schritt mehr. Mit seinen Fingern wanderte er auf der Stange des Rollstuhls hin und her und murmelte immer wieder vor sich hin: „Buckeye und 105. Straße. Buckeye und 105. Straße.“ Das war die Straße, in der er früher als Anwalt gearbeitet hatte. Immer wieder schlug er sich auf das von der Paget'schen Krankheit schmerzende linke Knie: „Verfluchter Richter … verfluchter Richter.“ Vor Jahren hatte sein Vater zu ihm gesagt, daß aus ihm nichts werden würde, daß er ein Nichtsnutz sei. Seine Schwester erzählte mir, er habe es nicht weit gebracht. Wie ein braves Kind hatte er seine Wut, seinen Schmerz und seine Schuldgefühle heruntergeschluckt. Er hatte auf seinen Vater gehört, sein Vater hatte ihn mit Worten kastriert.

Jetzt, als sehr alter Mann, allein in seinem Rollstuhl, kämpfte er damit, seine Wut und seine Schuldgefühle aufzuarbeiten. Ich hörte nie zu, wenn er irgendwelche Vaterfiguren beschuldigte, ihn zu quälen. Es war klar, er wollte, daß ich seine Wut akzeptierte. Er beschuldigte den Richter, den Verwalter, die Ärzte, Gott – in seinen Augen alles Vaterfiguren –, sein Leben ruiniert zu haben. Sein Vater hatte ihn einst auf dem Dachboden bestraft. Nun wollte er in die Vergangenheit zurückkehren, um seinem Vater zu sagen, wie er sich fühlte; seines Vaters Liebe wiedergewinnen; sein Leben in dieser Welt rechtfertigen. Niemand validierte ihn, er kämpfte allein. Seine Bewegungen wurden schwächer, allmählich verlor er sein Lebensziel und vegetierte bis zu seinem Tode vor sich hin. Er wanderte von Stadium I, dem der mangelhaften/unglücklichen Orientierung, zu Stadium IV, dem Vegetieren – nicht validiert.[3]

Herr Rose und zahlreiche Menschen mit den gleichen Schwierigkeiten lehrten mich, den Versuch, ernsthaft desorientierte Personen auf die Realität zu orientieren, aufzugeben. Ich lernte die Methode der Validation von den Menschen, mit denen ich arbeitete. Ich lernte, es als Ausdruck von Weisheit zu sehen, wenn alte Menschen durch die Rückkehr in die Vergangenheit zu überleben versuchen.

Grundprinzipien

Jemanden zu validieren bedeutet, seine Gefühle anzuerkennen, ihm zu sagen, daß seine Gefühle wahr sind. Das Ablehnen von Gefühlen verunsichert den anderen. In der Methode der Validation verwendet man Einfühlungsvermögen, um in die innere Erlebniswelt der sehr alten, desorientierten Person vorzudringen. Einfühlungsvermögen – „in den Schuhen des anderen gehen" – schafft Vertrauen. Vertrauen schafft Sicherheit, Sicherheit schafft Stärke – Stärke stellt das Selbstwertgefühl wieder her, Selbstwertgefühl verringert Streß. Validations-Anwender haben die Signale ihres Patienten aufzufangen und in Worte zu kleiden. So validieren sie ihn und geben ihm seine Würde zurück.

Manche desorientierte Menschen ziehen sich nicht mehr in die Vergangenheit zurück, wenn sie sich in der Gegenwart als stark, geliebt und nützlich erfahren. Andere bleiben lieber in der Vergangenheit. Es gibt keine Universalformel, aber alle fühlen sich glücklicher, wenn sie anerkannt werden.[4]

Validation ist:

- eine Entwicklungstheorie für sehr alte, mangelhaft/unglücklich orientierte und desorientierte Menschen
- eine Methode, ihr Verhalten einzuschätzen
- eine spezifische Technik, die diesen Menschen hilft, durch individuelle Validation und Validations-Gruppen ihre Würde wiederzugewinnen

Validationsziele sind:

- Wiederherstellen des Selbstwertgefühls
- Reduktion von Streß
- Rechtfertigung des gelebten Lebens
- Lösen der unausgetragenen Konflikte aus der Vergangenheit
- Reduktion chemischer und physischer Zwangsmittel
- Verbesserung der verbalen und nonverbalen Kommunikation
- Verhindern eines Rückzugs in das Vegetieren
- Verbesserung des Gehvermögens und des körperlichen Wohlbefindens

Theoretische Annahmen

Den theoretischen Annahmen von Validation liegen jene Grundprinzipien zugrunde, die von der behavioristischen, analytischen und humanistischen Psychologie entwickelt wurden:

1. Akzeptieren Sie Ihren Patienten, ohne ihn zu beurteilen. (Carl Rogers)
2. Der Therapeut kann weder Einsicht verschaffen noch das Verhalten ändern, wenn der Patient nicht bereit ist, sich zu ändern oder nicht die kognitive Fähigkeit zur Einsicht besitzt. (Sigmund Freud)
3. Verstehen Sie Ihren Patienten als einzigartiges Individuum. (Abraham Maslow)
4. Gefühle, die ausgedrückt und dann von einem vertrauten Zuhörer bestätigt und validiert wurden, werden schwächer, ignorierte oder geleugnete Gefühle stärker. Aus einer nicht beachteten Katze wird ein Tiger. (C. G. Jung)
5. Jedes Lebensstadium hat seine spezifische Aufgabe, die wir zu einem bestimmten Zeitpunkt unseres Lebens lösen müssen. Wir müssen danach streben, diese Aufgabe zu erfüllen und dann zur nächsten schreiten. (Erik Erikson)
6. Eine übergangene Aufgabe meldet sich in einem späteren Stadium wieder. (Erik Erikson)
7. Die Menschen streben nach Gleichgewicht (Homöostase). (S. Zuckerman)
8. Wenn das Kurzzeitgedächtnis versagt, stellen sehr alte Menschen durch frühe Erinnerungen das Gleichgewicht wieder her. Versagt der Gesichtssinn, sehen sie mit dem inneren Auge; versagt der Gehörsinn, so hören sie Klänge aus der Vergangenheit. (Wilder Penfield)
9. Frühe, gefestigte Erinnerungen überleben bis ins hohe Alter. (F. G. Schettler und G. S. Boyd)
10. Das Gehirn ist nicht der einzige Verhaltensregulator im hohen Alter. Verhalten beruht auf einer Kombination von körperlichen, sozialen und intrapsychischen Veränderungen, die im Laufe des Lebens stattfinden. (Adrian Verwoerdt)
11. Autopsien haben ergeben, daß viele sehr alte Menschen trotz ernster Beeinträchtigung des Gehirns relativ orientiert bleiben. (Charles Wells)

12. Es gibt immer einen Grund hinter dem Verhalten von desorientierten, sehr alten Menschen. (Naomi Feil)
13. Jeder Mensch ist wertvoll – wie desorientiert er auch sein mag. (Naomi Feil)

Eriksons Theorie der Lebensstadien und Aufgaben[5]

Der bekannte Psychologe Erik Erikson schuf eine Theorie von den Entwicklungsstadien und -aufgaben des Lebens, die auf der Wechselbeziehung unserer biologischen, mentalen und sozialen Fähigkeiten und Triebe basiert. Er geht davon aus, daß sich diese Aufgaben mit dem Alter ändern; ob wir sie nun in einem bestimmten Alter erfüllen oder nicht, hängt davon ab, wie gut wir die frühere Aufgabe in einem früheren Lebensabschnitt gelöst haben. Von der Geburt bis zum Lebensende mühen wir uns ab, unsere Aufgaben zu erfüllen.

Stadium	**Aufgabe**	**Mißlingen der Aufgabe**
Säuglingsalter	grundlegendes Vertrauen oder grundlegendes Mißtrauen *Hoffnung*	Beschuldigen andere. Sind ohne Hoffnung und hilflos. Horten Dinge. Fürchten sich vor allem Neuen.
Frühkindliches Alter	Autonomie oder Scham, Zweifel *Wille*	Brave Mädchen und Jungen sagen nicht „nein“. Angst, etwas zu riskieren. Tun alles, was man ihnen sagt. Selbstzweifel, fragen um Erlaubnis.
Spielalter	Initiative oder Schuldgefühle *Ziel*	Angst, etwas zu riskieren, probieren keine neuen Sachen aus. Depressionen, Schuldgefühle, weinen die ganze Zeit. Märtyrer.
Schulalter	Eifer oder Minderwertigkeitsgefühle *Kompetenz*	Beschuldigen. „Ich tauge zu nichts.“ Depressionen.
Adoleszenz	Identität oder Zweifel an der Identität *Treue*	Ausleben sexueller Gefühle. „Unter meinem Bett liegt ein Mann.“ Ich bin so, wie du mich möchtest. Ein anderes Selbst, verwenden einen anderen Namen.

Junges Erwachsenenalter	Intimität oder Isoliertheit *Liebe*	Rückzug ins Ich, Isolation von anderen. Abhängigkeit.
Erwachsene	Generativität oder Stagnation *Sorge*	Festhalten an alten Rollen. Sagen anderen, was und wie sie etwas tun müssen. „Möchten immer arbeiten“, nützlich sein.
Alter	Integrität oder Verzweiflung, Ekel *Weisheit*	Niedergeschlagenheit, Abscheu vor der Welt. Beschuldigt sich selbst. „Ich tauge zu nichts.“

Der *Säugling,* der sich an die warme Mutterbrust kuschelt, wird abrupt weggelegt, wenn das Telephon läutet – plötzlich ist ihm kalt, er ist hungrig, ängstlich und böse. Im Säuglingsalter müssen wir lernen, zu vertrauen, daß die Mutter zurückkommt. Wir werden Kälte, Hunger, Wut und Angst überstehen. Die Mutter hat uns immer wieder bewiesen, daß wir es wert sind, geliebt zu werden. Wir können auch schwere Zeiten überleben, sie liebt uns. Wir können uns selbst lieben, weil wir liebenswert sind.

Kann der Säugling aber nicht sicher sein, daß seine Mutter zurückkommt, lernt er niemals zu vertrauen und betritt das Stadium der Kindheit mit der Bürde des Mißtrauens. Im Kindergarten läuft er, stolpert, fällt und beschuldigt den Kameraden: „Du hast mir absichtlich ein Bein gestellt!“ Als Säugling konnte er nicht auf die Liebe der Mutter bauen, lernte nicht, daß er liebenswert war. Als Kind liebt er sich nicht, ihm fehlt das Selbstvertrauen. Jetzt ist er das Opfer, auf der Suche nach einem Zerstörer. Er leugnet die Verantwortung für schlimme Ereignisse, er wird zum Beschuldiger. Statt auf sein Selbstvertrauen zu bauen, beschuldigt er die Gesellschaft, ihn vernichten zu wollen. Wenn aus diesem Kind ein alter Mann wird, der hinfällt, weil seine Knie von Arthritis geschwächt sind, wird er die Putzfrau beschuldigen, sie habe den Boden absichtlich so gebohnert, damit er hinfalle. Wenn seine Augen trüb werden, wird er den Haustechniker beschuldigen, er habe defekte Glühbirnen eingeschraubt.

Angst, die in der Kindheit oder später nie eingestanden wurde, taucht im Alter in anderer Verkleidung wieder auf. Gegenwärtige Angst läßt Erinnerungen an frühere Ängste wieder aufleben. Das kleine Mädchen, das einst vom älteren Bruder einen schrecklichen Augenblick lang in einen dunklen Schrank gesperrt wurde, wird zur alten Frau, die kreischt, wenn ihre Augen versagen oder wenn sie im Dunkeln allein ist. Ein körperlicher Verlust im Alter weckt die Erinnerung an ein früheres Verlustgefühl. Ähnliche Gefühle ziehen einander magnetisch an. Sie fliegen durch die Zeit.

In der *Kindheit* erlernen wir Kontrolle, wir befolgen Regeln, wir lernen, daß wir Fehler machen und trotzdem unsere Welt kontrollieren können. Auch wenn wir ein oder zweimal den Topf zu spät erreichen, werden wir geliebt. Wir sind stolz, wenn wir gelernt haben, auf die Toilette zu gehen: „Schau, ich hab's geschafft, zur richtigen Zeit, am richtigen Ort!" Wir fallen zwanzig Mal vom Fahrrad bei unseren ersten Versuchen. Und doch üben wir weiter. Aus dem Säugling, der gelernt hat zu vertrauen, wird das Kind, das freihändig radfahren kann. Es wird fallen, sich aber nicht wirklich verletzen.

Wenn unsere Eltern aber dauernd wiederholen: „Mach nur ja nicht in die Hose", wenn wir lernen, daß Liebe Perfektion erfordert, wir uns niemals schmutzig machen, spucken, fallen, weinen, vergessen dürfen, vergrößern wir unser Lebensgepäck um eine weitere Last. Bis ins hohe Alter tragen wir das dringende Bedürfnis nach strikter Kontrolle in uns. Niemals Gefühle zeigen, nur keine Fehler machen. Wenn wir geliebt werden möchten, müssen wir den Preis dafür bezahlen. Wir klammern uns an die Lenkstange, damit wir nicht vom Rad fallen und riskieren keine Fehler. Im Alter, wenn wir Fehler nicht vermeiden können, wenn die Kontrolle nachläßt, horten wir unser Eigentum. Wir hüten unsere Besitztümer, bewahren die richtigen Dinge am richtigen Ort auf. Der alte Mann, der Angst hat, seine Männlichkeit zu verlieren, hütet seine Stöcke, Messer, Schlüssel und die Brieftasche. Vergißt oder verliert er etwas, so beschuldigt er seine Kinder, die Nachbarn oder das Personal, ihn zu bestehlen. Er hat sich nie den Verlusten gestellt, die das Alter mit sich bringt. Er hat nie an seine Fähigkeit geglaubt, schwere Zeiten zu überstehen. Die alte Frau, die immer alles unter Kontrolle haben mußte und jetzt inkontinent ist, schreit wuterfüllt: „Mein Plafond hat ein Loch. Wenn es regnet, tropft das Wasser auf mein Bett. Niemand will das reparieren." Niemand kann die altersbedingten Verluste reparieren. Diese Frau beschuldigt alle anderen für ihre Unzulänglichkeiten. Sie hat Angst, Fehler zu machen; deshalb wird sie niemand gerne haben. Sie hortet Dinge in ihrer Handtasche: Kugelschreiber, um sicher zu sein, daß sie nie ihre perfekte Handschrift einbüßen wird; Nägel und Nadeln,

Papier, Taschentücher, Servietten, Essen, um in harten Zeiten gerüstet zu sein und zu überleben. Je mehr ihre Welt außer Kontrolle gerät, desto mehr Dinge hortet sie.

Als *Teenager* haben wir die Aufgabe, uns abzunabeln, zu rebellieren. Mit fünfzehn kann sich die Mutter in eine böse Hexe verwandeln und der Vater in einen schrecklichen, autoritätsspeienden Drachen. Wir lehnen uns gegen ihre Regeln auf, lernen unsere eigenen Werte zu entdecken, unsere eigenen Gesetze aufzustellen. Wir kämpfen, um herauszufinden, wer wir sind, um uns von unserer Familie loszulösen. Im Säuglingsalter haben wir erfahren, daß unsere Eltern uns auch dann lieben, wenn wir mit ihnen kämpfen. Wir können unsere Rebellion wagen. Haben wir die Liebe unserer Eltern aber nicht bedingungslos erfahren, dann ist unsere Rebellion riskant. Wenn wir kämpfen, statt zu gehorchen, könnte es sein, daß Vater und Mutter uns vielleicht nicht mehr lieben, daß sie uns verlassen; wir wären allein. Darum kapitulieren wir, sind brav, tun immer das, was Vater und Mutter möchten. Wir lernen nie, wer wir eigentlich sind – ohne unsere Eltern, ohne Autorität. Wir sind die Musterschüler des Lehrers, die Lieblinge des Chefs. Wir entlehnen unsere Identität von der Außenwelt, weil wir nie unsere eigene gefunden haben. Wir nabeln uns niemals ab. Wir lernen nie, was es heißt, ohne unsere Familie zu existieren, ohne ein Zuhause, ohne unsere Beine, im Rollstuhl, ganz allein. Wir definieren uns immer nur in Abhängigkeit von anderen. Das sind jene alten Frauen, die sich an ihre Kinder, an die Nachbarn, an das Personal des Pflegeheims klammern. Sie werden zur Märtyrerin, klagen über ihre Wehwehchen und Schmerzen und geben der Welt Kunde von ihren organischen Beschwerden: „Der Kopf tut mir weh, mein Magen schmerzt, mein Rücken tut weh." Sie jammern: „Eine Mutter kann zehn Kinder großziehen, aber von den zehn kümmert sich nicht einmal eines um die Mutter."

Im *Erwachsenenalter* besteht unsere Aufgabe darin, eine enge Beziehung zu einem anderen Menschen zu knüpfen. Wenn wir als Teenager eine Identität erworben haben, können wir es uns leisten, „ich liebe dich" oder „ich hasse dich" zu sagen, ohne Angst davor zu haben, zurückgewiesen zu werden. Unsere Fähigkeit zu lieben hängt nicht davon ab, daß wir geliebt werden. Wenn wir zurückgewiesen werden, werden wir es überleben, Wir haben unsere eigene Identität, unabhängig von der des geliebten Menschen. Wir können riskieren, verletzt zu werden. Wenn wir aber bei der Erfüllung unserer früheren Aufgaben versagt haben, werden wir keine Intimität erlangen. Wenn wir uns als Kind nie zugetraut haben, die Hände von der Lenkstange des Fahrrads zu nehmen, wie können wir uns dann zutrauen, die inneren Schläge des Erwachsenenalters auszuhalten? Verfolgt von der schrecklichen Angst, verlassen zu werden, die wir als Säugling erlebt haben, von der quälenden Niedergeschlagenheit des Versagens in der Kindheit, von der Furcht, als Teenager abgewiesen zu werden, halten wir uns von den anderen fern. Wir werden isoliert und bürden uns eine neue Last auf, die wir bis ins Alter mitschleppen müssen. Wir werden zu Einsiedlern. Im Altersheim sitzen wir abseits. Ohne Stimulierungen der Außenwelt, mit schwindendem Seh- und Hörvermögen, ziehen wir uns mehr und mehr nach innen zurück.

Unsere fünfte Aufgabe, in der *Lebensmitte,* besteht darin, mit den Schlägen fertig zu werden. Unsere Falten werden tiefer, das Haar dünner. Unsere faltige Haut wird schlaff, die Tränensäcke unter den Augen verschwinden nicht mehr. Wir schauen in den Spiegel: Alles sieht aus wie vor fünf Jahren, nur ein bißchen mitgenommener. Manche von uns trifft eine Lawine von Verlusten. Wir verlieren den Ehepartner, eine Brust, eine Niere, den Job ... Wir bieten unseren Verlusten die Stirn, wir trauern. Wir schauen in den Spiegel und akzeptieren die Tatsache des Alterns und daß wir nicht unsterblich sind. In der Lebensmitte bewegen wir uns weiter, vergrößern unser Lebensrepertoire, verfügen über neue Schlüssel zur Öffnung neuer Türen. Eine Ehefrau stirbt, wir gewinnen einen neuen Freund. Der Job ist vorbei, wir arbeiten im Ehrenamt.

Haben wir aber verinnerlicht, daß wir perfekt sein müssen, nicht die Kontrolle verlieren dürfen, dann können wir unsere tiefen Gefühle, unseren Kummer nicht jedem mitteilen. Wie können wir die Wunden der Lebensmitte durchstehen? Ohne den Partner sind wir niemand; ohne Job sind wir nichts; ohne Brust sind wir geschlechtslos. Um zu überleben, leugnen wir das Ausmaß unserer Verluste. Wir können nicht das Risiko eingehen, neue Verhaltensweisen zu lernen, darum halten wir an den alten, ausgedienten Rollen fest. Ein Witwer lehnt jede neue Beziehung ab, niemand ist ihm gut genug. Ein Musikliebhaber weigert sich, ein Hörgerät zu kaufen, es ist zu teuer. Ein Topmanager macht sich über ein

Ehrenamt lustig, seine Zeit ist teures Geld wert. Im zweiten Stadium der Desorientierung (Zeitverwirrtheit) wird aus dem Rollstuhl ein Büroschrank, an dem der Topmanager weiter arbeiten kann; eine Hand wird zum Baby für eine Frau, die Mutter bleiben muß; ein Medikamentenwagen wird für den Bauern zum Traktor, mit dem er sein Feld pflügen möchte. Diese sehr alten Menschen müssen an ihren Berufen festhalten, sie haben sonst nichts zu tun. Sie sind darin eingesperrt, weil sie nur den einen Schlüssel besitzen.

Nach Erikson besteht die Lebensaufgabe im *Alter* darin, das Leben zu resümieren. Es ist Zeit zurückzuschauen, herauszufinden, wer wir waren. Wir lassen die Vergangenheit Revue passieren, um die Zukunft vorauszusehen. Eine Frau sagt: *„Was ich war?* Eine Mutter, und ich habe viele Fehler gemacht, aber ich habe aus ihnen gelernt. Ich habe auch viele gute Dinge getan." Wir finden heraus, *wo wir stehen.* Eine andere stimmt ein: „Ich bin jetzt eine alte Frau. Mein Mann ist gestorben. Ich kann aber gute Freunde an meinen Gefühlen teilhaben lassen." Wir denken darüber nach, *was wir hätten sein können:* „Ich wäre gerne eine große Schauspielerin geworden. Statt dessen habe ich mein Schauspieltalent im Unterricht eingesetzt und wurde eine gute Lehrerin. Ich mag mich selbst. Trotz meiner unerfüllten Träume, meiner Fehler, meiner Verluste bin ich glücklich, geboren worden zu sein. Ich respektiere mich; ich habe Integrität; ich kann Kompromisse eingehen. Ich kann akzeptieren, was ich bin, was ich war und was ich nicht war. Ich mag mich. Das Leben hat einen Sinn. Auch wenn ich im Rollstuhl sitze, komme ich jetzt mit mir ins Reine." Diese sehr alten Menschen haben sich den Aufgaben zeit ihres Lebens gestellt und betrachten jetzt bedächtig ihre Erinnerungen, akzeptieren ihre Entscheidungen, akzeptieren sich selbst so wie sie sind.

Integrität im Alter heißt, seine Stärken trotz seiner Schwächen zu erkennen. Nach Erikson ist „Integrität die Verschmelzung des gegenwärtigen Selbst mit dem idealisierten Selbst".[6] Eine integre Frau kann auf ihr tiefes Selbstvertrauen zählen, das ihr hilft, die unvermeidlichen Druckstellen des Alterns zu lindern. Mit Integrität kann ein neuer Lebensstil gewagt werden, wenn alte Verhaltensmuster ausgedient haben.

Wenn man sich aber nicht mehr zutraut, von jemandem geliebt zu werden, wenn die körperliche Energie schwindet, die Augen schwächer, die Haare dünner werden, das Kurzzeitgedächtnis nachläßt, man pensioniert ist …, dann ist das Leben eine Schlammpfütze, in der man drinsteckt. Man mag dann denken: „Niemanden kümmert es, ob ich lebe oder tot bin. Ich wünschte, ich wäre schon gestorben.“ Wiegt nicht tiefe Selbstbejahung den Verfall auf, entsteht notgedrungen Verzweiflung.

Verzweiflung, die ignoriert wird, rumort und wird zur Depression. Depression ist ein innerer Wutkoller. Wut, Aufbegehren, Scham, Schuld, Liebe … Gefühle, die ein Leben lang erfolgreich unterdrückt waren, werden in ihrem Verließ stärker. Mit einer Last, die unerträglich wird, gehen wir ins hohe Alter. Die Menschen leben immer länger, die sehr Alten sind zu einer neuen Spezies geworden. Lungenentzündung ist nicht mehr „das Todesurteil“ eines 65jährigen Menschen. Die Statistiken zeigen, daß die meisten von uns ein hohes Alter erreichen werden.

Jedes Lebensalter hat seine ganz bestimmte Aufgabe. Wenn wir sie ignorieren, verschafft sie sich später einen zweiten Eintritt. Wir bekommen eine zweite und dritte Chance, unsere Lebensaufgaben zu erfüllen. Selten erfüllen wir eine Lebensaufgabe das erste Mal ganz, keine Aufgabe läßt sich gänzlich abschließen. Wir sollten uns unseren Gefühlen stellen, unser ganzes Leben ehrlich zu uns selbst sein.[7] Wenn Sie mit 62 Jahren in einer fremden Stadt eine Straße nicht finden und den fehlenden Straßenschildern die Schuld geben, werden Sie merken, daß Sie ein/e Beschuldiger/in sind. Einem guten Freund gegenüber können Sie Ihre Angst zu erblinden eingestehen. Sie können nach anderen Wegen des Sehens suchen. Wenn Sie vor einer Freundschaft zurückscheuen, stellen Sie sich Ihrer Angst vor Intimität, den Qualen des Abgewiesenwerdens. Sie können sich ändern, statt in alten Verhaltensmustern steckenzubleiben. Sie können Ihre Millionen von grauen Zellen umstrukturieren und neue Verbindungen hinzufügen; unsere Zellen sind „formbar“. Sie sind wie Kunststoff, der seine Form verändert, wenn man ihn erhitzt.

Das ganze Leben mühen wir uns ab.[8] Selten ist eine Lebensaufgabe gänzlich abgeschlossen, bevor sich die nächste stellt. Wir müssen immer zurückgehen und das verlorene Stroh aufheben. Die ungelöste Aufgabe plagt und verfolgt uns bis ins hohe Alter. Wenn wir ihre Existenz weiterhin leugnen, sie uns nicht eingestehen, wartet die Aufgabe so lange, bis unsere Kontrolle nachläßt. Wir vergessen unsere Eingangscodes, unsere Richtlinien. Wir haben zu lange gewartet, jetzt ist es zu spät. Wir verlieren den Wunsch und die Fähigkeit, uns zu ändern. Das Gewinnen von Einsicht, das intellektuelle Erfassen der Gefühle, das „AHA!" ist schon schwer genug, wenn wir körperlich intakt sind. Gefühlen gegenüberzustehen macht uns verletzlich, Gefühlen die Stirn zu bieten ist schrecklich. Wir verlieren das Gleichgewicht. Im Alter bringt jeder Tag einen neuen körperlichen Verlust. Mit 83 Jahren wollen wir keinen Herzinfarkt riskieren in der Konfrontation mit unterdrückten Gefühlen, die uns Schrecken einjagen. Wenn wir wichtige Gefühle ignoriert haben, werden sie es uns im Alter heimzahlen, wenn wir unsere Kontrolle verloren haben und auf die Barmherzigkeit unserer Pfleger angewiesen sind. Lange Zeit begrabene Gefühle brechen schließlich hervor.

Letztes Stadium nach Feil: Aufarbeiten oder Vegetieren – das Stadium jenseits der Integrität

Stadium	Aufgabe	Mißlingen der Aufgabe
Hohes Alter	Die Vergangenheit aufarbeiten	Vegetieren

Als ich im Jahr 1963 an das Pflegeheim zurückkehrte, in dem ich aufgewachsen war, stellte ich fest, daß die Mehrzahl der 170 Bewohner orientierte, integere Menschen waren, die gelernt hatten, Kompromisse einzugehen. Sie hatten die Schläge des Alters eingesteckt und erfreuten sich trotz körperlicher und intellektueller Gebrechen noch des Lebens. Nur 23 der zwischen 80- und 101jährigen waren verwirrt oder desorientiert. Niemand mochte sie. Das waren die Beschuldiger, die Märtyrer, die Jammerer, die Wanderer, die Brüller, Personen, die auf und ab gingen und solche, die ständig klopften. Damals wußte ich das noch nicht, aber jeder von ihnen hatte über sieben Jahrzehnte lang ein Reisegepäck von schwelenden Gefühlen angesammelt. Mit diesen sehr alten Menschen arbeitete ich in einer Spezialabteilung, separiert von orientierten Menschen, die ihnen ihr „verrücktes" Verhalten übelnahmen. Auch das Personal wollte so wenig wie möglich mit diesen sehr alten Menschen zu tun haben, die ihre Gefühle nicht kontrollieren konnten oder wollten und sich nicht an die gesellschaftlichen Konventionen hielten. In den dreißiger Jahren wären diese 23 Menschen an Lungenentzündung oder Herzerkrankungen gestorben, die moderne Medizin hielt sie jedoch am Leben. Sie hatten ihren Körper überlebt.

Diese sehr alten Menschen haben mir allmählich gezeigt, daß man im hohen Alter noch eine andere Aufgabe erfüllen muß. Ich möchte sie die Aufgabe jenseits der Integrität nennen, die des Aufarbeitens statt zu vegetieren. Sehr alte Menschen, die mit ihren tiefen, ungelösten Gefühlen aus früheren Stadien festsitzen, kehren oft in die Vergangenheit zurück, um diese Gefühle zu lösen. Sie bereiten sich auf die letzte Reise vor. Sie mustern die schmutzige Wäsche aus, die sich im Lagerhaus der Vergangenheit angesammelt hat. Sie sind beschäftigt, sie müssen Ordnung machen. Das ist kein bewußter Rückzug in die Vergangenheit, wie in Eriksons achtem und letztem Stadium. Es ist ein zutiefst menschliches Bedürfnis: in Frieden zu sterben. Personen, die im hohen Alter über Integrität verfügen, gelangen niemals in das Stadium des Vegetierens. Da wir aber immer länger leben, wird es eine wachsende Zahl von sehr alten Menschen geben, die in dieses Endstadium des Aufarbeitens geraten. Sie brauchen jemanden, der ihnen zuhört, der ihre Gefühle bestätigt. Sonst ziehen sie sich in das Vegetieren zurück. Ohne Stimulierung von außen werden sie zu den lebenden Toten in unseren Pflegeheimen. Validations-Anwender hören zu, wissen, daß es niemals ein vollständiges Aufarbeiten geben wird, da es für Einsicht zu spät ist. Die Gefühle quellen über, bis zum Tod unverarbeitet; wenn diese verschiedenen Gefühle jedoch bestätigt und validiert werden, zerstreuen sie sich. Der sehr alte Mensch setzt den Aufarbeitungsprozeß fort und bereitet sich darauf vor, in einem „aufgeräumten Haus“ zu sterben.

Die Gründe für die Desorientierung: Leugnen von körperlichen und sozialen Verlusten

Körperliche Verluste[9]

Physisches Altern bedeutet einen allmählichen Verlust von Körpergewebe. Ein Menschenleben kann bis zu 120 Jahren dauern. Personen, die an Rollen aus jüngeren Jahren festhalten, leugnen die normalen Zeichen des Alters. Das Leugnen setzt im mittleren Lebensalter ein, wenn Falten auftreten, die Haut erschlafft, das Haar dünner, nächtliches Autofahren schwieriger wird; manche bekommen einen Brusttumor, Probleme mit der Prostata, Star, kleine Herzinfarkte und andere Herzbeschwerden. Fettgewebe sammelt sich an, Gehirn und Herz müssen mehr arbeiten. Ohne ein entsprechendes Verhaltensrepertoire sind Menschen nicht in der Lage, diese Verluste zu akzeptieren und können nicht mehr weiter. Ein Leugnen dieser physischen kleinen „Tode“ in der Lebensmitte und im Alter führt oft im hohen Alter zu einem endgültigen Rückzug in die innere Welt.[10] Tatsächlich ermöglicht der körperliche Verfall sehr alten Menschen mit unbewältigten Lebensaufgaben, ihre letzte Aufgabe zu erfüllen: die Vergangenheit wiederherzustellen, um sie aufzuarbeiten.

Eine Beeinträchtigung des Hörvermögens führt bei manchen Menschen dazu, mit dem inneren Ohr zu hören. Der kleine Bub, der im Kindergarten häufig ausgelacht wurde, weil er in die Hose machte, wird zum alten tauben Mann, der mit seinem geistigen Ohr hört. Statt des scherzhaften Kommentars seines Freundes „Macht's Spaß“, versteht er „Du bist naß“. Die Bestürzung über den Verlust des Gehörs als Erwachsener hat Magnetwirkung. Sie ruft das gleiche Schamgefühl hervor, das er als Bub hatte, wenn er in die Hose machte und die Kinder ihn verspotteten: „Sammy ist ganz naß, Sammy ist ganz naß!“ Der alte Sam hebt die Faust und geht weg – er hat seinen einzigen Freund verloren. Der Verlust des Gehörs ruft unangenehme Erinnerungen der Vergangenheit wach. Die einzige Selbstverteidigung für jene, die ihre Fehler nicht eingestehen können, besteht im Leugnen. Verunsichert verdächtigen sie die anderen, sich lustig zu machen. Sie ziehen sich immer mehr nach innen zurück. Der ehemalige Freund nennt Sam „paranoid“. Es ist leicht, Klänge aus der Vergangenheit zu hören, wenn man die Außenwelt nur gedämpft wahrnimmt. Das Leid des alten Mannes wird gelindert, wenn er die Stimme seiner Mutter hört.

Hätte er sich als Erwachsener durch dieses Schamgefühl durchgearbeitet, würde er wahrscheinlich den Verlust seines Gehörs im Alter akzeptieren und sich nicht zurückziehen. Er müßte jetzt nicht seine unerledigten Gefühle aufarbeiten, er wäre erst gar nicht in das Stadium des Aufarbeitens gekommen.

Wenn die Augen schwächer werden und die Außenwelt trüb erscheint, kann die Innenwelt heller werden. Im Alter wird der Sehnerv beeinträchtigt, die Linse wird trüb. Ein alter Mensch mit einem Netzhautschaden kann mit dem inneren Auge sehen – mit oder ohne äußeren Anlaß. Lebendige (eidetische) Bilder lassen vertraute Personen wieder auferstehen. „Je früher ein Bild sich ins Gedächtnis einprägte, desto länger bleibt es haften“,[11] schrieben Schettler und Boyd. Und Wilder Penfield stellt fest: „Der Patient selbst kann sein Gedächtnis von innen aktivieren …, ohne die Sinnesorgane zu bemühen.“[12] Der Sonneneinfall durch die Jalousien erzeugt Streifen an der Wand und ruft bei einer 88jährigen Frau die Erinnerung an einen Zaun hervor: ihr Vater hatte sie dazu angehalten, die Pferde nicht aus der Umzäunung zu lassen. Mit Fixierbändern an den Sessel festgebunden, sieht sie mit ihrem lebendigen inneren Auge und hört mit dem inneren Ohr die Stimme ihres Vaters; den Geruch der Vergangenheit in der Nase, ruft sie: „Papa, die Pferde hören nicht auf mich. Sie brechen aus. Ich hab das nicht gewollt. Papa, Hilfe!“ Diese Frau läßt ihren Vater wiederaufleben, um Frieden herzustellen, sie verarbeitet alte Schuldgefühle ihrer Familie gegenüber, die den Verlust der Pferde nicht verkraften konnte. Auf poetische und schöpferische Art und Weise vertauscht sie die Gegenwart mit der Vergangenheit, um die Anerkennung ihres Vaters zu erhalten.

Auch das Gehirn verändert sich im Alter. Stoffwechsel und Drüsenfunktion nehmen ab, das kinästhetische System kann beeinträchtigt werden. Der sehr alte Mensch kann die Kontrolle über seine Muskeln verlieren, Darm und Blase funktionieren nicht mehr wie früher. Zwar besitzt das menschliche Gehirn Milliarden von Zellen, ab dem zwanzigsten Lebensjahr verlieren wir aber tausende. Manche 90jährige weisen eine schwere Beeinträchtigung des Gehirns auf. Der Alterungsprozeß verläuft unterschiedlich, je nach genetischen Voraussetzungen und Umweltgegebenheiten. Kleine Schlaganfälle und beschädigte Nervenzellen (Plaques und neurofibrilläre Verfilzungen im Gehirn) können das Kurzzeitgedächtnis beeinträchtigen. Manche sehr alte Menschen verlieren das kognitive Denkvermögen, sie sind nicht mehr imstande, einander ähnelnde Dinge der entsprechenden Kategorie zuzuordnen. Funktioniert unser Gehirn richtig, können wir spielend Sessel, Tische und Schreibtische der Kategorie „Möbel“ zuordnen. Wir bestehen den Intelligenztest: „Ein Sessel verhält sich zu einem Tisch wie ein Apfel zu einer …“ Der sehr alte Mensch mit beeinträchtigtem logischen Denken kommt nicht auf ein Wort wie „Banane“ oder „Orange“. Er kann nicht mehr Minuten, Stunden, Tage, Wochen, Monate, Jahre in chronologischer Reihenfolge ordnen; er läßt sich von Erinnerungen lenken, hat ein Gefühl für seine Lebenszeit, nicht aber für Minuten. Gegenwart und Vergangenheit vermischen sich, die Uhrzeit existiert für ihn nicht mehr. Eine alte Frau, die nicht auf ihren einzigen Lebenszweck – die Mutterrolle – verzichten möchte, schreit: „Ich möchte meinen Kindern zu essen geben. Sie haben Hunger." Wenn man ihr sagt: „Sie haben gerade gefrühstückt. Ihre Kinder sind erwachsen", schreit sie lauter, sie hat vergessen, daß sie gerade gefrühstückt hat, sie möchte nicht in dieser sterilen Institution essen. Sie erinnert sich nicht, daß ihre Kinder erwachsen sind, sie möchte sie mit „weichen Eiern und Fischstäbchen" füttern.

Unser Nervensystem kann Schaden erleiden. Die über den ganzen Körper verstreuten Sinneszellen informieren das Gehirn nicht mehr über die Position des Körpers. Es kommt zur Beeinträchtigung der Identität."[13] Dr. Smith erkennt sich beim Rasieren nicht mehr im Spiegel. Er bewegt sich „außerhalb seiner selbst". Sein Gehirn gibt ihm nicht mehr die Information, wo und wer er ist. Sein ganzes Leben lang hat Dr. Smith seine sexuellen Triebe kontrolliert, jetzt kommen sie an die Oberfläche. Mit anzüglichem Blick und fröhlich kichernd betätschelt er die Pflegeschwester, die ihn rasiert. Auf meine Frage: „Dr. Smith, wissen Sie, daß Sie Sally belästigen?", scheucht er mich weg und sagt: „Ich bin nicht Dr. Smith. Dr. Smith ist in seiner Ordination. Er praktiziert. Lassen Sie mich jetzt in Ruhe. Ich habe zu tun." Aufgrund seines beeinträchtigten kinästhetischen Bewußtseins sieht er mit dem inneren Auge Dr. Smith in seinem Labor oder in seiner Ordination, wo er Jahrzehnte gearbeitet hatte. Inzwischen ist der Mann, der gerade rasiert wird, damit beschäftigt, vor dem Tod mit seinen unbewältigten sexuellen Trieben fertig zu werden.

Wenn das Gehirn sehr alter Menschen nicht mehr weiß, wo sich der Körper gegenwärtig befindet, können Bewegungen sie wieder zum Funktionieren bringen. Wurde unser Muskelgedächtnis früh geprägt und mit den Jahren verstärkt, dann bleibt es erhalten. Eine schnelle Drehung des Handgelenks kann einen alten Mann wieder zu seinem Job als Tischler zurückbringen. Bewegung kann Erinnerungen an Gefühle wachrufen: die fast blinde Frau Kulp führt ihre Hände an die Lippen, streichelt sie, summt und wiegt ihr „Handbaby". Ihre Bewegungen rufen Erinnerungen an visuelle Bilder wach. Ihre Hand – weich wie ein Baby – wird ihr Baby und stellt ihre Mutterrolle wieder her.

Herr Rose, der ehemalige Anwalt, schlägt auf sein linkes, von der Pagetschen Krankheit schmerzendes Knie. Den Blick auf sein schmerzendes Knie gerichtet, schreit er: „Verfluchter Richter. Verfluchter Richter." Seine Finger gleiten auf der Armlehne des Rollstuhls hin und her. Sie sind seine „Füße", die auf der Straße auf und ab gehen, in der einst seine Kanzlei lag. Sein Knie quält ihn so, wie ihn der Richter quälte, als er seinen einzigen großen Prozeß verlor. Jetzt, mit 86 Jahren, bestraft Herr Rose den Richter und überprüft seinen Fall nochmals, wobei er vertraute Bewegungen zur Wiederherstellung der Vergangenheit gebraucht. Vor seinem Tod räumt er sein Haus auf. Klopfen, summen, wiegen, falten, mit der Zunge schnalzen, streichen, schlagen sind Bewegungen, die für jeden desorientierten Menschen eine eigene Bedeutung haben. Er benützt vertraute Körperbewegungen, um die Vergangenheit wiederzubeleben.

Soziale Verluste

Der Tod von Nahestehenden, der Verlust des Jobs, der Rolle, die man einst im Beruf, als Mutter, als Kind oder Freund hatte, beraubt sehr alte Menschen der sozialen Anregung. Berührung, Anerkennung, Bestätigung durch Nahestehende sind grundlegende menschliche Bedürfnisse.[14] Keine oder zu wenig äußere Stimulierung lassen Menschen dahinvegetieren oder sterben; der Verlust der Stimulierung führt zum Verlust der Identität. Von der Geburt bis ins hohe Alter brauchen wir Interaktion. Durch den Rollstuhl zur Unbeweglichkeit verdammt, verlieren alte Menschen häufig den Kontakt zur Außenwelt. Ohne soziales Feedback können sie ihre inneren Wahrnehmungen nicht mehr mit den Ereignissen um sie herum in Einklang bringen.

Manche sehr alte Menschen haben soziale Verluste immer schon geleugnet. Wenn ein Freund starb, unterdrückten sie den Schmerz. Das Eingeständnis dieses Schmerzes hätte unerträgliche Beklemmung hervorgerufen, Panik, feuchte Hände, Weinen, Schweißausbrüche, die Unfähigkeit, sich zu bewegen und einen schnelleren Herzschlag. Schmerz kann bei alten Menschen ein Übermaß an Aufregung auslösen, sie ziehen sich nach innen zurück, um den Streß der unerträglichen Realität zu überstehen.

Die Weisheit in der Desorientierung

Die Außenwelt verschwimmt. Was draußen passiert, ist nicht mehr von Bedeutung. Es gibt niemanden mehr, der sich um einen kümmert, niemanden, den man liebt; es gibt nichts zu tun. Die physische Beeinträchtigung der Augen, der Ohren, des reflexiven Selbstbewußtseins und des Bewegungsvermögens begünstigen den Rückzug. Alte Menschen vergeuden keine Energie mehr, um sich an Namen der Gegenwart zu erinnern. Das Kurzzeitgedächtnis schwindet.

Alleingelassen in der Wohnung oder gefangen in ihrem Rollstuhl kehren sie in die Zeit zurück, in der sie noch jemand waren. Mit Hilfe lebendiger Erinnerungen stellen sie die Vergangenheit wieder her, als sie noch gebraucht und geliebt wurden, produktiv waren. Sie gehen in eine Zeit zurück, als das, was sie dachten und taten, noch zählte. Sie erleben die Vergangenheit wieder, um ihre Würde wiederherzustellen. Es kümmert sie nicht mehr, was andere von ihnen denken. Sie ziehen keine Befriedigung aus der gegenwärtigen Realität. Menschen brauchen Stimulierung, um zu überleben. Also stimulieren sich alte Menschen durch ihre Erinnerungen selbst. Die Vergangenheit ersetzt die Gegenwart; Tag und Nacht vermischen sich und gehen ineinander über, wenn man nirgendwo hingehen, nichts tun und niemanden sehen kann.

Die frühere Art, die Welt wahrzunehmen, kehrt zurück. Sie suchen in der Vergangenheit nach Identität, nach einer Bedeutung, danach, das Leben zu resümieren. Sehr alte Menschen äußern drei grundlegende menschliche Bedürfnisse:

1. sich sicher und geliebt zu fühlen;
2. gebraucht zu werden und produktiv zu sein;
3. spontane Gefühle auszudrücken und gehört zu werden.

Sie drücken diese Bedürfnisse aber nicht mehr im „Hier und Jetzt“ aus, sie kommunizieren mit Personen und Gegenständen aus der Vergangenheit. Sie werden egozentrisch, schalten die äußere Realität aus. Das Sprachvermögen verschlechtert sich durch den mangelnden Gebrauch der Sprache und durch organische Schäden. Sie können keine richtigen Worte produzieren, Menschen, Gegenstände oder Beziehungen identifizieren. Sie können den Begriff „Mutter“ nicht mehr der Kategorie „jemand, der Kinder hat“ zuordnen. Sie kehren zu wohlgeordneten Erinnerungen an ihre Mutter zurück. Seit der Jugend „schlafende“ Gehirnzellen werden aktiviert. Eine alte Frau wiegt sich, um ihre Mutter zurückzuholen – Bewegung erzeugt Gefühle. Sie fühlt sich geliebt. Die Beeinträchtigung des analytischen Denkens „befreit und erlaubt einen größeren nonverbalen Ausdruck“.[15, 16] Wenn die logische, erlernte Sprache schwindet, kehrt die Person zu „primären Sprachmustern“ zurück.[17]

Es handelt sich jedoch nicht um eine zweite Kindheit. Gefestigte Erinnerungen bleiben ein Leben lang erhalten. Wilder Penfield stellte fest, daß eine Stimulierung in der Gegenwart eine völlig klare frühe Erinnerung heraufbeschwören kann. Es ist möglich, starke Bilder, Klänge, Geräusche und Emotionen, die seit der Geburt im Gehirn gespeichert sind, wiederzubeleben.[18]

Wenn die Sprache schwindet, kommunizieren sehr alte, desorientierte Menschen durch Bewegungen, die sie in der frühen Kindheit erlebt haben und die nun die Sprache ersetzen. Der Schweizer Psychologe Jean Piaget erkannte, daß Bewegungen der Sprache vorausgehen.[19] Ein Säugling, der möchte, daß die Mutter zurückkommt, lernt ihre Bewegungen nachzuahmen, damit holt er sie sich ins Gedächtnis zurück. Die Mutter hatte ihn gewiegt, wenn er dieses Wiegen nachahmt, fühlt er ihre Präsenz, die wiegende Bewegung wird zur Mutter. Später lernt der Säugling, die Saugbewegungen des Stillens nachzuahmen, um sich seine Mutter in Erinnerung zu rufen. Bei der gleichzeitigen Bewegung von Lippen und Zunge findet er seine Mutter wieder und ist getröstet. Wenn die Gehirnstrukturen bereits ausgebildet sind, lernt das Kind in der Schule das Wort „Mutter“ zu definieren. Bald kann es in Kategorien denken. Eine Mutter gehört in die Kategorie von jemandem, der Nachkommen hat. Ein junger Hund kann auch eine Mutter haben. Das Wort „Mutter“ ist in der linken Gehirnhälfte eingeordnet und gespeichert. Das Kind erlebt abstraktes Denken, es verwendet korrekte Worte statt selbstgebastelter. Die Saugbewegung wird gespeichert und intellektuell vergessen. Das Kind wird zum sozialen Wesen.

Wenn desorientierte Menschen im hohen Alter ihre korrekte Sprache verloren haben, greifen sie auf gefestigte, für immer gespeicherte Bewegungen zurück. Sie bewegen ihre Lippen, um ähnliche Klänge zu kombinieren, und beginnen zu reimen, so daß die Klänge sich miteinander mischen. Wie jemand, der mit Fingerfarben malt, schmieren alte Leute Vokale und Konsonanten zusammen, die sich gut anfühlen, harmonieren und Zunge, Zähnen und Lippen Vergnügen bereiten. Kinderreime, Gedichte, Gebete und Lieder kehren zu jenen zurück, die ihre Sprache verloren haben.

Nimmt die Verschlechterung der intellektuellen Funktionen zu, vergrößert sich auch das Vokabular an Phantasiewörtern, die einer Reise in die Vergangenheit entsprechen. Frühe Erinnerungen kehren in das lebendige Bewußtsein zurück. Als z. B. Frau Gogolick einmal auf einen

Vorhang im Pflegeheim blickte und sagte: „Das ist Symofile", kam ich erst zehn Jahre später mit Hilfe einer Linguistin auf die Bedeutung dieser eigenständigen Wortbildung: Ich heiße „Feil". Frau Gogolick war ein „file clerk" (d.h. für die Akten zuständig). Der Vorhang in meiner „Feil" Company der Gegenwart war „similar" (ähnlich) dem in ihrem Büro der Vergangenheit. Sie vermengte diese Klänge miteinander und schuf ihr eigenes Wort: „Symofile". Frau Gogolick verwendet bei der Kommunikation ihr eigenes Vokabular.

Desorientierte, sehr alte Menschen bewegen sich durch die Vergangenheit und erledigen ungelöste Aufgaben. Sie drücken ihre unkontrollierbaren Gefühle durch Bewegung und eigenständige Wortschöpfungen aus.

Desorientierung ist Regression, aber der alte Mensch ist kein Kind. Das Kind verändert sich, wächst, möchte neue Dinge, neue Worte lernen, kann Spiele nach Regeln spielen. Das Kind ist zu kognitivem Denken fähig, es kann Menschen und Dinge zuordnen, Dinge, die sich gleichen, von anderen unterscheiden. Es lernt die Uhrzeit, unterscheidet zwischen Schul-, Frei- und Schlafenszeit. Es lernt, sich seiner und anderer bewußt zu sein, Gefühle unter Kontrolle zu bekommen und auf die Erwachsenen zu hören. Eltern und Lehrer müssen die Kinder unterrichten, ihre Wurzeln festigen, ihnen bei der Entwicklung helfen.

Desorientierte Menschen haben schon Wurzeln und sind ausgewachsen. Mit der Weisheit menschlicher Erfahrung und Intuition kehren sie in die Vergangenheit zurück, um aufzuräumen und ihre Grundbedürfnisse nach Liebe und Identität zu befriedigen. Da sie nicht mehr gewillt sind, sich an die gesellschaftlichen Konventionen zu halten, überprüfen sie ihre früheren Erfahrungen nach ihren eigenen Regeln. Durch den Rückzug in die Vergangenheit vermeiden sie die schmerzvolle Gegenwart, Gefühle des Nichtgebrauchtwerdens und der Einsamkeit. Wozu Kenntnis von der chronologischen Zeit haben, wenn es in ihr keinen Platz für sie gibt? Sie reagieren nicht auf die Bemühungen einer jungen Pflegerin, die ihr Verhalten dem Standard einer jungen, produktiven Gesellschaft anpassen möchte. Die sehr alten Menschen kehren zu ihren Wurzeln zurück und ignorieren Leute oder ärgern sich über sie, die ihnen nicht zuhören oder ihnen widersprechen. Ihr Rückzug in die Vergangenheit verhindert das Abgleiten in das Stadium des Vegetierens. So können sie überleben.

Wer sind die desorientierten, sehr alten Menschen?

Desorientierte sehr alte Menschen

- besitzen kein flexibles Verhaltensrepertoire,
- halten an überholten Rollen fest,
- müssen mit unbewältigten Gefühlen ringen,
- ziehen sich aus der Gegenwart zurück, um überleben zu können,
- weisen signifikante kognitive Leistungseinbußen auf und sind nicht mehr zu intellektueller Einsicht fähig.

Genau diese Personengruppe ist es, die von Validation profitiert.

Diese desorientierten, sehr alten Menschen haben ein mehr oder weniger sinnvolles, produktives Leben gelebt und weisen keine ernste Geisteskrankheit auf. Sie funktionierten normal, bevor so viele Verluste über sie hereinbrachen. Getroffen vom Schwinden des Seh- und Hörvermögens, des Kurzzeitgedächtnisses, vom Verlust der sozialen Rollen, des Jobs, des Zuhause und der Mobilität, ziehen sie sich lieber zurück, als sich so viele Verluste einzugestehen. Unglück durch Verleugnen zu überwinden, hat ihnen schon bei früheren Krisen geholfen. Im hohen Alter, wenn eine Krise auf die andere folgt, ziehen sich diese Menschen aus der Realität zurück. Sie haben kein anderes Mittel, damit fertig zu werden. Wie ein dem Sturm ausgesetzter Mensch Zuflucht sucht, so flüchten sie sich in die Vergangenheit. Die Vergangenheit mildert den Schmerz der Gegenwart, bringt Sehnsucht, bekannte Straßen, vertraute Personen zurück. Ein Leben im Rollstuhl, im Pflegeheim bietet wenig Belohnung. Frau Kessler wendet sich von den jungen Pflegern ab, die sie an der Realität orientieren möchten. Sie erklärt ihre Rückkehr in die Vergangenheit in dem Film „Looking for Yesterday“:[20] „Ich suche das Gestern, um das Durcheinander in meinen Gedanken zu entwirren.“ Dieser alten Frau hatte man die Diagnose „dement“ verpaßt. Demenz leitet sich vom lateinischen Wort „dis“ ab, was soviel wie „weg“ bedeutet, und von „mens“, dem Geist, also geistlos, ohne Verstand. Ohne Geist könnte Frau Kessler, eine 86jährige, in Rußland geborene Bäuerin, nicht so poetisch sein. Da ihr Sprach- und logisches Denkvermögen weitgehend beeinträchtigt ist, bewegt sie sich im Reich der persönlichen Gefühle, der freien Assoziation von Worten, Klängen und Körperbewegungen, um sich auszudrücken. Unterdrückte Gefühle brechen hervor und laufen über. Validation heißt, das Verhalten desorientierter

Menschen, die sich eher durch Poesie als durch Logik ausdrücken, anzuerkennen und zu respektieren.

Validation hilft Menschen, die

- sehr alt sind, nämlich zwischen 80 und über 100 Jahren.*
- ein relativ „glückliches" Leben geführt haben, aber ernste Krisen ihr ganzes Leben lang geleugnet haben.
- an überlebten Rollen festhalten.
- Beeinträchtigungen des Gehirns, der Sehkraft und des Gehörsinns aufweisen.
- beschränkte Bewegungsfähigkeit und Gefühlskontrolle sowie ein mangelhaftes Kurzzeitgedächtnis haben.
- ihr Bedürfnis nach Liebe, nach Identität und danach, ihre Gefühle auszudrücken, durch Körperbewegungen und früh erlernte Bilder befriedigen. Unbewältigte Gefühle haben, die sie ausdrücken müssen.
- sich auf die Ebene des Unbewußten zurückziehen, um der schmerzvollen Realität der Gegenwart zu entgehen.
- sich im Stadium „Aufarbeiten oder Vegetieren" befinden bei ihrem Bemühen, die Vergangenheit wachzurufen. Sie sind bis zu ihrem Tod mit dem Aufarbeiten beschäftigt.

Jeder Mensch ist einzigartig und reagiert anders auf physische und soziale Veränderungen, die ihm im hohen Alter zustoßen. Gerade im Alter unterscheiden sich die Menschen stärker voneinander als in jedem anderen Lebensabschnitt. Desorientierte, sehr alte Menschen unter die Kategorie „Demenz" einzuordnen oder mit dem allgemein bekannten Etikett „Demenz vom Typus Alzheimer" zu versehen, führt oft zu ungeeigneten Behandlungsmethoden. Manche sehr alte Menschen können trotz erster Hirnschäden die Schläge des Lebens einstecken und orientiert bleiben. Andere, mit ähnlichem Defekt, haben große Orientie-

---

* Alter ist ein relativer Begriff, und wir altern alle unterschiedlich. Eine 90jährige Frau kann aussehen und handeln wie eine 70jährige. Ein 60jähriger Mann kann sich verhalten wie ein 90jähriger, deshalb ist „zwischen 80 und über 100" ein Pauschalbegriff. Es gibt viele Ausnahmen. In meiner Praxis konnte ich beobachten, daß die meisten der über 80jährigen körperliche Beeinträchtigungen aufweisen, die altersbedingt sind. Sie beginnen auch, ihr Leben Revue passieren zu lassen, um in Frieden sterben zu können.

rungsprobleme.[21] Der Zustand des Gehirns ist nur ein Kriterium und bietet keine ausreichende Information für eine genaue Diagnose.[22] Das Verhalten eines Menschen im hohen Alter hängt von seinem Repertoire an Möglichkeiten ab, mit Situationen fertig zu werden, und der Verknüpfung seiner physischen und sozialen Verluste.

Individuen mit einem großen Verhaltensrepertoire haben die besten Erfolgschancen bei physischen Beeinträchtigungen im hohen Alter.[23] Diese Menschen benötigen keine Validation: Sie validieren sich das ganze Leben lang selbst.

Validation wurde nicht für Menschen entwickelt, die:

- orientiert sind,
- geistig behindert sind,
- bei denen eine Geisteskrankheit aufgetreten ist,
- ein organisches Trauma erlitten haben (z.B. Aphasie nach einem Schlaganfall oder einem Sturz).

Diese Menschen können ihr äußeres Verhalten verändern; die Helfer versuchen, diese Veränderung durch Konfrontation, Verhaltensmodifizierung oder Einsicht zu erleichtern. Validation dagegen will nicht Einsicht vermitteln oder konfrontieren, weil desorientierte, sehr alte Menschen zu bestimmten kognitiven Leistungen oft nicht fähig sind. Die Prinzipien der Validation, nämlich „Empathie, Wärme, Achtung, den Patienten kennen und sein Ziel verstehen lernen“, gelten für die meisten Hilfsmethoden; Validations-Techniken können dabei unterstützend wirken.

Diagnose: Demenz

Die französischen Forscher Pinel (1745–1826) und Esquirol (1772–1840) verwendeten als erste den Begriff der Demenz zur Beschreibung von durch Gehirnschäden hervorgerufenen mentalen Beeinträchtigungen und Idiotie. Als „senile Demenz“ galt die progressive Verschlechterung des Gehirnzustands im Alter.

Demenz wurde von den Ärzten als „organisches Gehirnsyndrom“ bezeichnet. Bis 1978 ordnete das Diagnostische und Statistische Handbuch psychischer Störungen (DSM I und DSM II) der American Psychiatric Association Demenz als Typus eines hirnorganischen Psychosyndroms ein, das entweder reversibel (akut) oder irreversibel (chronisch) ist. Ein akutes hirnorganisches Psychosyndrom kann von einem Tumor, einer Stoffwechselstörung, einem Delirium, einer Niereninfektion, Vitamin-B 12-Mangel, von Medikamenten, einer depressiven Psychose etc. herrühren.

Chronische hirnorganische Psychosyndrome wurden eingeteilt in senile Demenz (Auftreten der Krankheit bei Patienten über 70 Jahren) und in präsenile Demenz. Als die beiden häufigsten Arten präseniler Demenz galten die Pick'sche und die Alzheimer'sche Krankheit. Butler und Lewis beschreiben diese als „eine Gruppe von Gehirnerkrankungen, deren Krankheitsbild dem der senilen Demenz bei alten Menschen gleicht, aber bei 40 und 50jährigen auftritt".[24] Personen, die an chronischen hirnorganischen Psychosyndromen, an seniler oder präseniler Demenz leiden, weisen eine Beeinträchtigung des Gedächtnisses, der Denkfähigkeit, des Urteilsvermögens sowie der Orientierung auf und zeigen labile oder oberflächliche Affekte (unkontrollierte Emotionen).

1981 überprüfte die DSM III-Projektgruppe für Fachterminologie die frühere Diagnose für chronische hirnorganische Psychosyndrome bei senilen und präsenilen dementen Personen. Autopsien ergaben, daß die Gehirnstrukturen sehr alter Menschen denen jüngerer Menschen mit der Diagnose präseniler Demenz glichen. Seitdem macht man keine Unterscheidung mehr zwischen präseniler und seniler Demenz. Der Terminus „hirnorganisches Psychosyndrom" wird nur selten verwendet.

Diagnose: Alzheimer'sche Krankheit

1906 beobachtete Alois Alzheimer bei der Untersuchung des Gehirns einer 51jährigen Frau auffällige Veränderungen der Filamente und eine eigenartige Substanz in der Hirnrinde und schloß daraus, daß es sich um einen spezifischen Krankheitsprozeß handelte. Dieser Prozeß wurde von Alzheimers Mentor, Kraepelin, die Alzheimer'sche Krankheit genannt. Die Beeinträchtigungen durch diese Krankheit manifestieren sich rapide, und je früher sie auftritt, desto ernster ist ihr Verlauf.[25] Butler und Lewis beschrieben den Verlauf folgendermaßen: „Zuerst tritt der Verlust des Erkenntnisvermögens auf, dann Aphasie, emotionale Labilität, Parkinson'scher Gang und plötzliche, krampfartige Anfälle mit erhöhten Schwierigkeiten beim Schlucken. Schließlich überwiegt eine völlige Hilflosigkeit, begleitet von Inkontinenz und Kräfteverfall. Der Ausbruch erfolgt im Alter von 40 bis 50 Jahren, die Person überlebt den

Ausbruch selten länger als vier oder fünf Jahre."[26] Alzheimer-Patienten wurden daher kaum älter als 65. Sie starben meist an Lungenentzündung oder Herzerkrankungen, da ihr Immunsystem in Mitleidenschaft gezogen wurde.

In der Kategorisierung vor 1978 war die Alzheimer'sche Krankheit eine der häufigsten Formen präseniler Demenz. Die Diagnose erfolgte nachträglich auf Grund der Autopsie. Wenn Plaques und neurofibrilläre Verfilzungen im Gehirn nachgewiesen wurden, erhielt der Patient die Diagnose „Alzheimer". Neurofibrilläre Verfilzungen, erstmals 1906 von Alzheimer in München beschrieben, sind abnormal gepaarte spiralförmig umeinander gewickelte Filamente in einer Nervenzelle. Senile Plaques, erstmals von Redlich 1898 entdeckt, sind degenerierte Nervenzellen, laminierte Ablagerungen eines Proteins, der „amyloiden Substanz", die in der Oberflächenmembran der Hirnzelle gefunden wurde.

Wie ich bereits dargelegt habe, ergab die Autopsie Ähnlichkeiten zwischen der Gehirnstruktur sehr alter Menschen und jüngerer Personen mit Alzheimer oder präseniler Demenz. Blessed und seine Kollegen[27] zählten die Anzahl der neurofibrillären Verfilzungen und Plaques, und als Folge davon etablierte sich die Unterscheidung zwischen präseniler und seniler Demenz. Bald danach bezeichnete man beide als Alzheimer'sche Krankheit. Der Name wurde zum Synonym für Senilität, und beinahe über Nacht wurde sie zu einer Volkskrankheit. In der Neuauflage ihres Buches „The Vanishing Mind" beschreiben Heston und White[28] die neue Situation folgendermaßen: „Alzheimer'sche Krankheit und senile Demenz werden nun als eine Krankheit aufgefaßt. In den letzten Jahren haben beide Termini in Fachkreisen zugunsten von Demenz vom Typus Alzheimer oder seniler Demenz vom Typus Alzheimer (SDAT) abgedankt. Mangels an Gegenbeweisen nehmen wir an, daß der zugrundeliegende Krankheitsprozeß der gleiche ist, unabhängig vom Auftrittsalter."

Ich halte die aktuelle Situation für verwirrend. Präsenile Alzheimer'sche Krankheit ist ein weitaus eindeutigeres Leiden als die senile. Im hohen Alter sind neurofibrilläre Plaques im Gehirn ganz normal. Der Nobelpreisträger Carlton Gajdusek, der 1960 in Neuguinea Plaques und neurofibrilläre Verfilzungen entdeckte, schrieb 1987, daß diese Plaques Merkmale des hohen Alters seien und bei 90 % der über 90jährigen im Gehirn nachweisbar wären. Der Neurologe Dennis Selkoe kommt zu einem ähnlichen Schluß: „Die Mehrzahl der Endsiebziger wird zumindest einige senile Plaques und neurofibrilläre Verfilzungen entwickeln, insbesondere im Hippocampus und anderen für das Gedächtnis relevanten Gehirnregionen." Und er fügt hinzu: Für die meisten ist eine Unterscheidung zwischen einem normalen Altern des Gehirns und der Alzheimer'schen Krankheit eher von quantitativer als qualitativer Bedeutung."[29] Man muß darauf hinweisen, daß manche Menschen, deren Autopsie Plaques und neurofibrilläre Verfilzungen ergab, bis zu ihrem Tod ein relativ normales Leben geführt haben. Vielleicht sind sie ein wenig vergeßlich geworden, aber bei sehr alten Menschen ist dies durchaus normal. In den Zwanzigern beginnen wir Gehirnzellen abzubauen, mit 80 können wir schwere Schäden des Kurz- oder Langzeitgedächtnisses haben. Das ist ein normaler Alterungsprozeß und keine Krankheit.

Es gibt einen weiteren Grund, warum präsenile und senile Alzheimer'sche Krankheit nicht mit demselben Etikett versehen werden sollten. Die veränderten anatomischen Strukturen im Gehirn, die man bei der Autopsie sieht, sind nicht die einzigen Regelfaktoren des Verhaltens im sehr hohen Alter. Selten ist der Zustand des Gehirns der Grund für das Verhalten von lebenden, sehr alten Menschen."[30] Hirnforscher untersuchen nicht lebendige Menschen, sondern deren Leichnam. Sie hören nicht die 88jährige Frau, wenn sie unter den Tisch schaut und sagt: „Ich suche nach dem Gestern. Ich muß das Durcheinander in meinen Gedanken entwirren." Sie sehen nicht den Unterschied im Verhalten zwischen präseniler und seniler Demenz. Das Verhalten präseniler Dementer folgt typologisch dem Alzheimer'schen Modell. Senile Demente dagegen sind jene, die ich als desorientierte, sehr alte Menschen bezeichne. Ihr Verhalten, ihre Sprache, ihr Gang und der Ausdruck ihrer menschlichen Bedürfnisse sind anders. Sie reagieren auf Validations-Techniken nicht mit Rückzug, ihr Sprachvermögen und ihr Gang werden besser. (Siehe die Studien über die Ergebnisse von Validation auf Seite 40) Diesen Menschen kann man oft ohne Medikamente helfen. Anders ist das bei Patienten mit präsenilem Alzheimer: Ihr Zustand verschlechtert sich bis ins Stadium des Vegetierens. Auch bei Anwendung von Validation nimmt die Krankheit einen progressiven Verlauf. Die mit Validation arbeitende Person kann das Verhalten von Patienten mit präsenilem Alzheimer nicht voraussagen. Für einen Augenblick kann Validation etwas soziale Interaktion ermöglichen, im nächsten Moment kann der Patient aber wieder gewalttätig werden, abirren oder sich grundlos zurückziehen. Anders als bei dem sehr alten Menschen, der Erkennen signalisiert, bleiben die Augen eines Patienten mit präseniler Alzheimer'scher Krankheit ziellos und leer, sie starren, ohne zu erkennen.

Die Validations-Anwender/innen

Dieser Abschnitt beschreibt die Haltungen und Eigenschaften, die für eine wirkungsvolle Ausübung von Validation erforderlich sind. Die Techniken sind Nebensache. Ein Validations-Anwender muß vor allem akzeptieren, daß der Rückzug des sehr alten, verwirrten Menschen nach innen ein normaler Bestandteil des Alterns sein kann, daß die Rückkehr in die Vergangenheit eine Methode des Überlebens bedeutet, einen Heilungsprozeß und einen Weg, die Schläge des Alterns zu mildern. Alter ist keine Krankheit. Ein Validations-Anwender akzeptiert die körperlichen Einbußen der sehr alten Menschen und weiß, daß ihre Lebensziele sich von jenen junger, gesunder Individuen unterscheiden.

Ziele junger Menschen:

- Denken, produzieren, den Kopf gebrauchen
- Klar kommunizieren, ausgewählte korrekte Worte verwenden
- Die Zeit im Griff haben, Tagträume vermeiden
- Gefühle unter Kontrolle haben
- Wunschdenken auf Kaffeepausen, Träume und Ferien beschränken
- Sich nach den sozialen Konventionen verhalten. – „Jemand" werden, nach Erfolg streben

Ziele desorientierter, sehr alter Menschen:

- Sich aus der schmerzhaften Gegenwart des Nichtgebrauchtwerdens zurückziehen
- Angenehmes aus der Vergangenheit wiedererleben
- Langeweile durch Stimulieren sinnlicher Erinnerungen lindern
- Unbewältigte Konflikte durch Ausdrücken der Gefühle lösen

Validations-Anwender, kurz VA genannt, urteilen nicht, sie akzeptieren und achten die Weisheit der alten Menschen. Sie laufen niemals voraus, um ihnen die Realität aufzuzwingen, sie laufen auch nicht herablassend hinterdrein und geben vor, mit ihnen einer Meinung zu sein; ihrer eigenen Realität sicher, können sie neben ihnen hergehen. Ein VA ist immer ehrlich: desorientierte, sehr alte Menschen erkennen Verstellung. Der Taube wird ein Kichern „hören“, der Blinde wird ein Grinsen „sehen“. Sie können zwischen einem herablassenden Schulterklopfen und einer Berührung voll Wärme unterscheiden. Auf der Ebene des Unterbewußtseins kennt der sehr alte Mensch die Wahrheit, so wie ein Schlafender unbewußt nach einer Mücke schlägt.

Die Aufgabe der VA liegt darin, dem sehr alten, desorientierten Menschen bei der Erfüllung der letzten Lebensaufgabe zu helfen: in Frieden zu sterben. Dazu braucht der alte Mensch einen vertrauensvollen Zuhörer, der seine Gefühle respektiert und weiß, daß jedes Gefühl echt ist. Verdrängte Emotionen müssen auf dieser Suche nach Lösungen befreit werden; sie müssen während dieses letzten Lebensstadiums ans Licht kommen. Die VA wissen, daß sich der alte Mensch besser fühlt, wenn seine Gefühle bestätigt und ernstgenommen werden. Der Streß wird vermindert. Zuhören steigert nicht die Phantasie. Einfühlsames Zuhören verringert die Beklemmung.

Der desorientierte Mensch ist kein Kind. Ein VA ist kein Elternteil und verwendet auch keine autoritären Wörter wie „soll“ oder „muß“.[31] Er bestraft nicht, droht nicht und verhält sich nicht anmaßend. Weder verschließt er sich vor den Gefühlen des alten Menschen noch forciert er sie – er hat Respekt vor der Privatsphäre. Er stimmt sich in den Patienten, in seinen Rhythmus ein, fängt seine verbalen Signale auf und beobachtet die nonverbalen Signale. Er kleidet Gefühle in Worte, bestätigt sie und gibt dem Menschen seine Würde zurück. Validation heißt, den sehr alten, desorientierten Menschen, der sein Leben gelebt hat, zu respektieren und seine Weisheit anzuerkennen. Die VA erwarten nicht von allen desorientierten Menschen das gleiche Verhalten, sondern respektieren die individuellen Unterschiede.

Ein VA wendet Empathie an. Wir beurteilen Dreijährige nicht nach den gleichen Kriterien wie Erwachsene; wir alle waren einmal drei Jahre alt und können uns in ihre Lage versetzen. Wir nennen Teenager nicht psychotisch, wenn sie ihren Gefühlen freien Lauf lassen; wir waren selbst einmal Teenager und wissen, daß sie in einem Stadium des Aufbegehrens sind, in dem sie ihre Identität finden müssen. Niemand von uns ist jedoch schon sehr alt gewesen. Es ist schwierig, in den Rollstuhl eines 90jährigen zu schlüpfen, der mit der Faust schlägt, schlecht sieht und hört, sich kaum bewegen oder an seinen Namen erinnern kann und ganz sicher nicht an unseren. Es ist schwierig, sich in seinem Rhythmus zu bewegen und mit seinen Augen zu sehen. Er kann seine Hand nicht sehen, statt dessen sieht er einen Hammer und einen Nagel. Er war Tischler, wie sein Vater und sein Großvater. Als Kind lernte er, einen Nagel gerade einzuschlagen. Als alter Mann sitzt er und schlägt mit der Faust, um seine Identität zu rekonstruieren. Der VA behandelt ihn mit Empathie. Wir können in das Leben des anderen schlüpfen, weil wir selbst schon viele Verluste erlitten haben.

Hat Sie schon einmal die Panik ergriffen, als Sie nachts allein in einen Sturm gerieten, ohne jemanden nach dem Weg fragen zu können? Dann haben Sie eine Vorstellung von der Bestürzung des sehr alten, desorientierten Menschen, der vergißt, wo er ist. Haben Sie schon einmal erlebt, daß eines Ihrer Glieder erstarrte, ein Sinnesorgan aussetzte, oder haben Sie schon den Verlust einer vertrauten Person oder eines vertrauten Gegenstandes empfunden, die Beklemmung, als Sie Ihren Job, ihr Zuhause, eine körperliche Fähigkeit verloren? Wenn Sie Angst, Wut, Eifersucht, Schuld, Kummer und Liebe erfahren haben, können Sie an den Gefühlen der desorientierten Menschen teilhaben.

Ein idealer VA ist jemand, der nach Erikson Erwachsenen-Intimität erlangt hat, Identität besitzt, sich von der elterlichen Autorität abgenabelt hat und sich ohne die Furcht, abgelehnt zu werden, ausdrücken kann. Ein VA ist für seine Gefühle verantwortlich, auch wenn diese unbequem sind. Er kann spontane, tiefe Gefühle der sehr alten Menschen akzeptieren und sie mit Empathie spiegeln. Einer alten Frau, die sich wiegt und dabei „Ma ma ma ma“ weint, bestätigt er das Verlangen nach ihrer Mutter und wendet die entsprechende Validations-Technik an. Es kommt zu echtem Blickkontakt zwischen dem VA und der alten Frau, die auf der Suche nach Liebe nicht mehr in die Vergangenheit zurückkehren muß. Sie hat sie mit Hilfe des VA gefunden.

Betreuer, die die frei ausgedrückten Gefühle desorientierter Menschen nicht mit ihnen teilen können, sollten nicht mit Validation arbeiten. Menschen, die nur auf verbaler, intellektueller Ebene kommunizieren können, werden nicht imstande sein, Validations-Techniken einfühlsam anzuwenden. Sie werden sich sehr unbequem fühlen, sich von dem desorientierten Menschen abwenden oder ihm Beruhigungsmittel verabreichen. Nicht jeder ist daher für Validation geeignet. Nur Personen, die ihre Gefühle unter Kontrolle haben, können gut mit orientierten und mangelhaft/unglücklich orientierten, sehr alten Menschen arbeiten.

Ein VA ist ein „Übermensch für 3 Minuten“, denn er bringt für sehr alte, desorientierte Menschen Empathie auf und achtet ihre Gefühle als echte, ohne zu wissen, warum der alte Mensch sich so verhält. Er erwartet aber nicht vom gesamten Pflegepersonal, daß es Validation praktiziert. Er respektiert, daß manche nicht in den Schuhen der desorientierten, sehr alten Menschen die Straße überqueren. Manche Mitarbeiter/innen erwarten allerdings, daß der alte Mensch die Straße überquert und sich dabei der gegenwärtigen Realität bewußt ist. Der weise alte Mensch wird sie ignorieren und zu ihnen sagen: „Ich warte auf die Person, die mir nicht widerspricht.“

Validations-Anwender sind keine Analytiker

Ein VA weiß, daß alte, desorientierte Menschen die kognitive Fähigkeit der Einsicht verloren haben. Sie können ihre Emotionen nicht mehr mit dem Intellekt steuern oder die Gründe für ihre Gefühle herausfinden, um ihr Verhalten zu ändern. Sie haben die Fähigkeit des „AHA!“, des plötzlichen Erkennens, eingebüßt. Einfühlsam sieht der VA mit den Augen, hört mit den Ohren und spiegelt die Körperrhythmen des sehr alten Menschen, um ihm bei seiner Suche nach Identität, Liebe und Validierung unverarbeiteter Gefühle zu helfen.

Ein VA weiß, daß der desorientierte, sehr alte Mensch seine unbewältigten Lebensaufgaben niemals vollständig lösen wird. Bis zu seinem Lebensende wird er damit beschäftigt sein. Er kann niemals genügend Einsicht gewinnen, um sein Verhalten völlig zu ändern. Er braucht eine sorgende, validierende Person, die seine Gefühle respektiert, zuhört, bestätigt und ihn auf den Wegen der Vergangenheit begleitet.

Burn-out und das Gefühl des Versagens[32]

Zu solchen Gefühlen kommt es, wenn VA von sehr alten Menschen erwarten, daß sie sich nach Normen verhalten: Daß sie also deutlich sprechen, Gefühle kontrollieren, täglich Fortschritte machen, Regeln befolgen, zuhören, mit Worten kommunizieren. Wenn ein VA aber die physische Beeinträchtigung des desorientierten Menschen akzeptiert, wird er selten ein Gefühl des Versagens empfinden. Burn-out entsteht durch unrealistische Erwartungen, wenn der VA etwa vergißt, daß der alte Mensch sich nicht an Namen, die Uhrzeit oder den Tag erinnern kann und will. Er wird sich an eine echte Berührung, an warmen Blickkontakt und eine fürsorgliche Stimme erinnern. Ein Augenblick echter Anteilnahme entlohnt für viele schwierige Stunden mit den Mitbewohnern.

Wege, um Burn-out zu vermeiden:

- Haben Sie realistische Erwartungen.
- Setzen Sie realistische Ziele für jeden einzelnen Patienten.
- Bestätigen und zeichnen Sie den Fortschritt auf.
- Verschaffen Sie sich soviel Unterstützung wie möglich: durch Angehörige, Personal, Freiwillige Mitarbeiter.
- Organisieren Sie ein Validations-Team.

Veränderungen treten in winzigen Nuancen auf, aber sie treten auf: Drei Monate konsequenter Validation werden deutliche Verbesserungen bewirken.[33] Messen Sie die Veränderungen anhand der Tabelle über die Auswertung des Fortschritts auf S. 120. Angehörige können durch regelmäßige Familien-Workshops in die Validation eingebunden werden. Wenn Angehörige und das Personal miteinbezogen werden, unterstützen sie einander, und jeder freut sich an der Weisheit, der Poesie und Intimität, die den desorientierten, sehr alten Menschen eigen sind.

Auf jeden Fall sind Verständnis und Akzeptanz der Verwaltung für die Ziele von Validation entscheidend, vor allem, wenn eine Validations-Gruppe gebildet werden soll. Der Erfolg hängt von der Unterstützung des gesamten Personals ab: vom Hauspersonal, den Diätassistenten, Sozialarbeitern, Pflegern und Beschäftigungstherapeuten. Wenn Verwaltung und Direktion die Validation nicht unterstützen, die Pflegerin nicht instruiert wird, jedes Gruppenmitglied vor dem Treffen auf die Toilette zu führen, der vorgesehene Raum nicht frei ist oder Personal hereinkommt und Menschen aus der Gruppe wegführt, ist die Kontinuität bedroht. Mangelnde Hilfe des Personals wird VA, die eine Gruppe beginnen möchten, zermürben; individuelle Validation kann jedoch weiterhin praktiziert werden.

Ein Validations-Team innerhalb der Einrichtung kann ein paar Personen oder auch das gesamte Personal und Angehörige umfassen. Durch regelmäßige Treffen können Sie Ihre Fortschritte auswerten, Erfahrungen austauschen, Frustrationen ausdrücken und Einsichten in Ihr eigenes Verhalten gewinnen. Das Team wird Sie dabei unterstützen und die Isolation mildern.

Forschungsergebnisse

Desorientierte, sehr alte Menschen reagieren auf Validation. Die Veränderungen im Verhalten erfolgen langsam und fluktuieren von Tag zu Tag, es findet aber eine anhaltende Veränderung statt.

Einige der zu erwartenden, sichtbaren Resultate:

- Aufrechtere Sitzhaltung
- Geöffnete Augen
- Verstärkte soziale Kontrolle
- Schreien, Auf- und Abgehen, Schlagen (sich wiederholende Bewegungen) nehmen ab
- Aggression sinkt
- Weniger chemische und physische Zwangsmaßnahmen erforderlich
- Gesteigertes verbales Ausdrucksvermögen
- Gesteigertes nonverbales Ausdrucksvermögen
- Gang verbessert sich

Bedeutende, nicht sichtbare Resultate:

- Unbewältigte Lebensaufgaben werden gelöst
- Verringerung der Angst
- Größeres Selbstwertgefühl
- Akzeptanz vertrauter Rollen durch Validations-Gruppen
- Steigende Wahrnehmung der Realität
- Sinn für Humor kehrt zurück

Meine Untersuchung am Montefiore-Altersheim aus dem Jahre 1971 zeigte, daß sich nach fünf Jahren Validation das Verhalten von 30 desorientierten, sehr alten Menschen mit organischem Gehirnschaden in vielen Aspekten verbesserte. Sie wurden weniger inkontinent, das störende Verhalten (schreien, schlagen) nahm ab, das positive (lächeln, sprechen, anderen helfen) nahm zu; sie wurden sich ihrer Außenwelt bewußter, sprachen auch außerhalb von Gruppentreffen miteinander und waren zufriedener.[34]

1976 verglich ich im selben Pflegeheim Aufzeichnungen, die über vier Jahre lang von zwei Gruppen gemacht wurden. Eine war die „Kaffee-Klatsch-Gruppe“ von orientierten, sehr alten Bewohnern mit körperlichen Gebrechen, die andere war die „Dienstags-Gruppe“ von desorientierten, sehr alten Bewohnern. Der Vergleich zeigte, daß für desorientierte Menschen, die sich in die Vergangenheit zurückziehen, Leugnen der häufigste Verteidigungsmechanismus gegen Streß ist.[35]

1980 schlug Stan Alprin, ein Wissenschaftler aus Cleveland, einen ganz anderen Weg bei der Beurteilung der Validation ein. Er untersuchte ihre Auswirkungen auf Einstellung und Verhalten des Therapeuten, aber auch die Auswirkungen auf den sehr alten, desorientierten Menschen. Alprin erhielt meßbare Daten über Verhaltensänderungen der Bewohner und des Personals in 16 Pflegeheimen der USA, die Validation praktizierten. Er beobachtete Direktoren, Personal und Sozialarbeiter und stellte fest: „Die bisherigen Resultate zeigen sehr deutlich, daß es mit Validation viele positive Verhaltensänderungen der Bewohner gab … Auch beim Personal lassen sich positive Tendenzen beobachten.“[36] Diese Tendenzen beinhalten größeres Vertrauen zwischen dem Pflegepersonal und den Bewohnern, weniger aggressives Verhalten der Bewohner, geringere Fluktuation des Personals.

In ihrer Diplomarbeit für die Universität von Akron, Ohio, verglich Marlene Peoples im Jahr 1982 die Auswirkungen bei der Anwendung von Validation mit denen von Realitätsorientierung in einem Pflegeheim mit 225 Patienten. Sie verwendete dabei ein statistisches Standard-Instrumentarium zur Einschätzung des Desorientierungsgrades in kleinen Gruppen. Es gab „qualitative Verbesserungen im Verhalten von sieben der zehn Mitglieder der Validations-Gruppe, verglichen mit drei der acht Mitglieder der Realitätsorientierungsgruppe. Die Validations-Gruppe war besser besucht. Validation hatte eine deutlich positive Wirkung auf das Verhalten. Realitätsorientierung dagegen erzeugte keinen wesentlichen Unterschied“.[37] Andere Studien bestätigen diese Resultate.

1986 untersuchte Paul A. Fritz, Professor an der Universität von Toledo, die Wirkung von Validation auf Sprachmuster von sehr alten Bewohnern mit kognitiver Beeinträchtigung in Pflegeheimen von Toledo, Ohio. Er fand, „daß Validation eine deutliche Verbesserung des Sprachmusters von alten Menschen zur Folge hatte. Ich benutzte ein Computerprogramm zur Messung der Anzahl der Verben, der Substantive, Präpositionen etc., die eine Person bei einem aufgezeichneten Gespräch verwendete. Die Kategorien mangelhaft/unglücklich orientiert und zeitverwirrt (zwei der in der Folge erklärten Stadien der Desorientierung) zeigten eine deutliche Steigerung des Sprachflusses und der Klarheit“.[38]

James T. Dietch, Arzt am Irvine Medical Center in Kalifornien, und andere publizierten 1989 ihre Studie „Negative Effekte der Realitätsorientierung". Dort heißt es: „Die Validations-Methode erwies sich als effektiver als die Anwendung der Realitätsorientierung (RO) … Validations-Therapie unterscheidet sich radikal von RO und ist bei manchen dementen Patienten eine gute Methode. Das Personal profitiert davon, weil die wiederholte Frustration wegfällt, die Patienten in Bereichen zu reorientieren, in denen sie sich nicht ändern können. Ein größeres Bewußtsein von den individuellen psychologischen und emotionalen Bedürfnissen dementer Patienten wird sich positiv auf die therapeutische Behandlung auswirken."[39]

Der Wissenschaftler Colin Sharp verglich in zwei australischen Heimen analoge Personengruppen, von denen eine mit Validation behandelt worden war, die andere nicht. 1989 stellte er fest, daß sowohl das Personal als auch die Bewohner von Validation profitierten. Es kam weniger oft zum Rückzug nach innen bei vermehrter positiver Interaktion und Sozialisation. Der Erfolg in dem Heim mit Validation war deutlich spürbar.[40] Ian Morton und Christine Bleathman, Krankenpfleger am Maudsley Spital in London, bestätigen Sharps Ergebnisse in ihrer Studie von 1991.[41]

Ebenfalls 1991 vollendete der französische Arzt und Wissenschaftler Jean Prentczynski eine ähnliche Untersuchung wie Sharp am Hospital Sebastopol in Reims und gelangte zu ähnlichen Resultaten: „Es kam zu einer größeren Lösungsrate ihrer Konflikte, zu einer Reduzierung von Streß, Mißtrauen und größerem Vertrauen zum Personal."[42]

Bisher wurden rund 105 000 Personen über Validation informiert, um die Methode in Altersheimen, Pflegeheimen, Spitälern und Gemeinschaftszentren in Nordamerika, Europa und Australien anzuwenden.

Wie verhindert man Desorientierung?

Helen Thomas lebt allein. Sie ist 76. Als ihr Mann vor drei Jahren an Krebs starb, trauerte sie ein wenig, schob ihre ambivalenten Schuldgefühle und ihren Kummer beiseite, verscharrte ihre Gefühle und setzte ihr Leben fort. Sie fand eine ehrenamtliche Tätigkeit in einer Bibliothek in ihrem Viertel. Nun legt sie Bücher ab, genau wie ihre Gefühle. Niemals bittet sie ihre Kinder um Hilfe, sie glaubt, sie brauche niemals Hilfe. Wenn sie in Bedrängnis gerät, beißt sie die Zähne zusammen, gibt nie ihren Ängsten nach. Sie kontrolliert immer ihre Gefühle, reißt sich stets zusammen.

5 Uhr morgens. Helen wacht immer um diese Zeit auf. Sie öffnet die Augen – aber sie sieht nichts. Alles ist schwarz um sie. Helen greift nach der Nachttischlampe, schaltet sie ein, aber es bleibt dunkel. Sind alle Sicherungen durchgebrannt? Helen blinzelt die Tränen weg und versucht, ihre Beklemmung zu unterdrücken. Je mehr sie ihrer Tränenflut Einhalt gebieten will, desto größer wird die Panik. Ihr Herz schlägt heftig. Gesicht und Hände sind schweißnaß. Sie verspürt Übelkeit. Entsetzen erfaßt sie. Helen ist blind. Sie schreit: „Hilfe, ich kann nicht sehen! Hilfe!" Die Nachbarn rufen die Ambulanz. Ein Rettungswagen bringt sie in die Notstation eines Spitals. Helen erhält eine Beruhigungsspritze gegen ihr Schreien. Innerhalb von zwei Wochen bekommt Helen einen Platz in einem Pflegeheim. Sie kennt weder Uhrzeit noch Ort, sitzt im Rollstuhl, ihr Kopf ist auf die Brust gesackt, die Augen sind geschlossen, die Hände schlaff, der Mund geöffnet, sie atmet kaum – ein lebender Leichnam.

Die Diagnose? Anhand des Standard-Tests wird ihr mentaler Zustand festgestellt. Sie kann nicht von zehn rückwärts zählen, weiß nicht, wie der amerikanische Präsident heißt, kann nicht mehr kleine Dinge des Alltags erledigen; ihre Emotionen sind labil, quellen unkontrolliert hervor. Eine Untersuchung mit dem Computer-Tomographen ergibt, daß möglicherweise kleine Gehirnschläge Helens Gehirngewebe in den letzten Jahren zerstört haben. Diagnose: „Demenz vom Typus Alzheimer."

Wie hätte Helen ihrer Desorientierung vorbeugen können? Mit ihren Milliarden von grauen Zellen und Billiarden möglicher Verbindungen hätte eine jüngere Helen Einsicht erlangen, danach streben können, sich selbst kennenzulernen und sich ihres Verhaltensmusters, unangenehme Gefühle zu leugnen, bewußt zu werden. Sie hätte neue Wege für schwere Zeiten entwickeln können.

Sich unangenehme Gefühle einzugestehen ist unheimlich. Einen unbekannten Weg einzuschlagen ist riskant. In eine unbekannte Richtung gehen lernen, kann Panik verursachen. Wir müssen zu uns selber bis zur Schmerzgrenze ehrlich sein, Fehler riskieren, uns an Scham und Verzweiflung gewöhnen, bevor wir neue Lebensweisen perfektionieren können. Je besser wir uns kennen, desto weniger leicht geraten wir im Alter aus dem Gleichgewicht. Je selbstbewußter wir sind, desto leichter können wir überholtes, eingerostetes Verhalten ablegen.

Schritte, um mit dem Altern besser fertig zu werden:

- Erkennen Sie Ihr bevorzugtes Sinnesorgan.*
- Beobachten Sie Ihren Körper.
- Finden Sie eine Methode, um mit Krisen fertig zu werden.
- Lösen Sie Ihre unbewältigten Lebensaufgaben.
- Akzeptieren Sie, was Sie nicht ändern können, und respektieren Sie sich selbst.

Hier eine korrigierte Version von Helens Leben. Als Kind erfreut sie sich an visuellen Eindrücken. Sie malt sehr gerne. Ihre Ölbilder hängen im Wohnzimmer. Sie verschmiert die Farben, kleckst eine über die andere. Mit zehn fabriziert sie bunte Kleider für ihre Papierpüppchen. Als Teenager geht sie häufig im Wald spazieren und freut sich am Spiel der grau-braun-lila Blätter im Wind. Gern besucht sie das Museum; dort schwelgt sie in den Farben der holländischen Maler. Als Mutter stimmt sie die Farben ihrer Kleider und die ihrer Kinder immer sorgfältig aufeinander ab. Als Erwachsene stellt Helen sich auf das Altern ein, und da sie weiß, daß ihr bevorzugtes Sinnesorgan Einbußen erleiden könnte, trainiert sie ihre anderen Sinnesorgane. In einem Jogakurs beginnt sie ihren kinästhetischen Sinn zu entwickeln, erlernt Atemtechniken und wie man mit innerem und äußerem Streß fertig wird. Oder sie übt in einem Tanzkurs, wie man sich entspannt bewegt, die Muskeln dehnt, durch Muskeltraining gerade steht. Hätte Helen gelernt, wie man sich in Streßsituationen verhält, wie man momentane Panik überwindet, würde sie, wenn sie sich mit dem Wagen in einer fremden Stadt in der Nacht verirrte und weit und breit keine Tankstelle fände, ihren Schrecken überwinden können. Nur zwei Minuten hätten die folgenden Techniken beansprucht.

---

* In der Kindheit werden wir von einer Welle von Sinneseindrücken überschwemmt. Wir werden gestillt. Die Mutter fühlt sich warm und weich an. Wir schmecken die süße Milch, hören den Klang ihrer Stimme, riechen ihren Duft, sehen ihre Augen und Lippen. Zu viele Eindrücke für einen Säugling von zwei Wochen. Um unser Gleichgewicht zu halten, konzentrieren wir uns auf eine bestimmte Sinneswahrnehmung, bevorzugen wir ein bestimmtes Organ. Beim Heranwachsen benützen wir alle Sinne, gebrauchen aber den bevorzugten am meisten – und prägen ihn besonders aus. Im späteren Leben verlassen wir uns darauf, daß er uns darüber Aufschluß gibt, was in der Welt vorgeht; wir benutzen ihn, um unsere Wahrnehmungen zu überprüfen, unsere falschen Vorstellungen von der Umwelt zu korrigieren, unsere innere Realität der äußeren anzupassen.

Schritte für das Zentrieren:[43]

1. Konzentrieren Sie sich auf einen Punkt etwa 5 cm unterhalb der Taille. Das ist Ihr Zentrum, Ihr Schwerpunkt.
2. Atmen Sie tief durch die Nase ein. Füllen Sie Ihren Körper mit dem Atem.
3. Atmen Sie durch den Mund aus.
4. Denken Sie nicht mehr an andere Dinge und konzentrieren Sie sich auf Ihren Atem.
5. Verfolgen Sie geistig Ihren Atem vom Zentrum in einem Bogen bis zur Nase.
6. Atmen Sie ein und füllen Sie Ihren Körper mit dem Atem aus.
7. Atmen Sie aus, und stellen Sie sich vor, daß Ihr Atem aus dem Schwerpunkt heraus nach draußen gelangt.

Mit 50 benötigt Helen bifokale Augengläser. Sie bereitet sich auf das Nachlassen der Augen vor und trainiert andere Sinnesorgane. Sie nimmt Musikunterricht, lernt Klavierspielen, geht öfter in Konzerte. Sie kultiviert ihren Geruchs- und Geschmackssinn, interessiert sich für Weindegustationen und wird eine Gourmetköchin.

Mit 60 braucht Helen länger als üblich, um sich im Dunkeln zurechtzufinden. Sie wundert sich, warum ihre Hände feucht werden, die Augen enger, ihr Herz schneller klopft, wenn sie plötzlich im Dunkeln steht. Helen fragt ihre Familie bei einem Thanksgiving-Essen, ob sie jemals im Dunkeln eingesperrt war. Helens Bruder kichert sadistisch. Als er fünf war und sie vier, hatte er sie in einen Schrank eingesperrt: „Man konnte Helen noch fünf Häuser weiter schreien hören." Helens Mutter erlöste sie nach ein paar Minuten, aber sie hat den Schrecken der Dunkelheit nie vergessen. Ihr Körper erinnert sich an jedes Detail. Heute, während der Thanksgiving-Mahlzeit, rebelliert ihr Magen bei der lebhaften Erinnerung. Ähnliche Gefühle wandern durch die Zeit. Ein dunkles Kino der Gegenwart weckt die Erinnerung an jenen dunklen Schrank, in dem sie vor fünfzig Jahren eingesperrt war. Helen sagt ihrem Bruder, wie sie sich damals fühlte und was sie nun empfindet. Durch die Bestätigung ihrer wahnsinnigen Angst vor der Dunkelheit wäscht sie sie weg. Sie hat eine neue Einsicht gewonnen, eine neue Verbindung festigt sich in ihrem Gehirn. Das „AHA!" wird zum „HA-HA!". Sie fühlt sich erleichtert, stellt sich ihrer Furcht und überwindet sie.

Mit 63 fühlt Helen einen Schmerz in Hals und Schulter. Ihr Körper rebelliert nun, informiert sie über sie selbst. In einer Gruppentherapie erfährt Helen, daß sie immer die Märtyrerin gespielt hat. Sie war ein braves Mädchen, riskierte nie den Unwillen ihrer Eltern. Als Ehefrau widersprach sie nie ihrem Ehemann, hatte sechs Kinder, ohne jemals zu murren. Helen wollte immer aufs College, mußte aber warten, bis das jüngste Kind groß war. Nach Jahren der Selbstverleugnung ändert Helen nun bewußt ihr Verhalten anderen gegenüber und wird zu sich selbst ehrlich. Sie lernt, zu ihrem Mann, zu den Kindern und ihrer 90jährigen Mutter „nein" zu sagen, ohne Schuldgefühle oder Angst vor dem Verlassenwerden. Wenn Helen Magenschmerzen hat oder ihr der Hals oder die Schulter weh tut, konzentriert sie sich, korrigiert ihre Haltung und stellt sich ihrem Ärger oder ihrer Furcht.

Für ein glückliches Altern:

1. Stellen Sie sich jeder Lebensaufgabe. Haben Sie eine Aufgabe versäumt, dann gehen Sie zurück und erledigen Sie sie vor dem Eintritt ins hohe Alter. Bringen Sie Ihr Leben ständig „in Ordnung".
2. Erweitern Sie Ihr Spektrum von Verhaltensweisen. Wenn eine Rolle ausgedient hat, suchen Sie eine andere. Wenn Sie schlechter hören, trainieren Sie Ihren Gesichts-, Geschmacks-, Geruchs- und Tastsinn. Wenn Ihr Job vorbei ist, übernehmen Sie eine ehrenamtliche Tätigkeit. Lassen Sie sich nicht unterkriegen! Erweitern Sie Ihr Repertoire, solange Sie noch jünger sind.

Validation im Brennglas

Sehr alte desorientierte Menschen verlieren die Kontrolle; sie verlieren den Wunsch nach Kontrolle, ihre Fähigkeit, Gefühle zu leugnen. Ihre Gefühle brechen unkontrolliert hervor. Im hohen Alter besitzen sie die Weisheit, Gefühle frei zu äußern, um sie zu bewältigen. Die VA erzwingen niemals Gefühle, sie analysieren niemals geäußerte Gefühle. Im Gegensatz zu jungen neurotischen oder psychotischen Patienten kann die sehr alte Person nicht dazu gebracht werden, sich ihren Gefühlen zu stellen. VA können Gefühle nicht „erlauben" oder „verbieten". Desorientierte Menschen mit intuitiver Weisheit des Alters werden nicht auf die jüngeren VA hören, die ihnen sagen, was sie tun sollten. Sie sind keine Kinder. Sie werden kein neues Verhalten lernen. Sie sind dabei, zu resümieren, nicht zu wachsen. Sie äußern ihre Gefühle frei, um sie zu bewältigen. Sie passen sich nicht den Verhaltensnormen der jüngeren VA an. VA können das Verhalten jüngerer alter Menschen beeinflussen, die in die Gemeinschaft zurückkehren können. Sehr alte Menschen werden ihren Gefühlen ohne Rücksicht auf den VA weiter freien Lauf lassen. Wenn jemand wirklich zuhört, werden die Gefühle schwächer. Der alte Mensch wird von einem vertrauenswürdigen Zuhörer validiert. VA verstellen sich nicht; sie erzwingen nie Gefühle, machen sich nie über Gefühle lustig.

Die Prinzipien von Validation:

I. Verhaltensprinzipien

A. Früherlerntes, Gefestigtes bleibt erhalten. Wenn das Kurzzeitgedächtnis schwindet, tritt das Früherlernte zutage. (Homöostase)
B. Ein Ereignis der Gegenwart kann eine frühere Erinnerung auslösen. Vergangenheit und Gegenwart verschmelzen miteinander.
C. Ein körperlicher Verlust der Gegenwart kann eine lebendige Erinnerung an eine frühere Emotion aktivieren. Z. B. kann schwindendes Sehvermögen bei einer 90jährigen die Erinnerung an das Entsetzen auslösen, als sie mit fünf Jahren in einen dunklen Raum eingesperrt wurde.

II. Entwicklungsprinzipien

A. Jedes Lebensstadium hat eine andere Aufgabe. Menschen müssen sich jeder Aufgabe stellen und sie zur rechten Zeit erfüllen. Selten werden die Aufgaben ganz erfüllt. Wir arbeiten bis zu unserem Tod daran. Eine ignorierte Aufgabe meldet sich später wieder. Sie möchte ihren Platz erhalten.
B. Menschen, die bis ins hohe Alter unbewältigte Aufgaben mitschleppen, betreten das letzte Stadium: Aufarbeiten oder Vegetieren. Der alte Mensch bemüht sich, unbewältigte Aufgaben offenzulegen, um in Frieden zu sterben.
C. Wegen körperlicher Verluste (Schwinden des Seh- und Hörvermögens, des Kurzzeitgedächtnisses) sind alte Menschen geneigt, die Gegenwart auszublenden und die Vergangenheit wieder herzustellen.

III. Psychologische Prinzipien

A. Unbeachtete Gefühle gären im Dunkeln weiter.
B. Offengelegte Gefühle werden schwächer.
C. Wirkliches, einfühlsames Zuhören (Validieren) erleichtert die emotionale Last. Ein bestätigtes, geteiltes und validiertes Gefühl kann entschwinden.
D. Ignorieren von Gefühlen sehr alter Menschen ändert ihr Verhalten nicht. Wenn ihnen niemand zuhört, verschlechtert sich ihr Zustand oder sie ziehen sich ganz zurück und vegetieren.

II. Die vier Stadien der Desorientierung

Das letzte Stadium mangelhaft/unglücklich orientierter und desorientierter, sehr alter Menschen ist das des Aufarbeitens oder Vegetierens. Diese Menschen haben nie das erreicht, was Erikson Integrität nennt. Ich habe eine Einteilung in vier verschiedene Stadien vorgenommen; bestimmt werden die einzelnen Stadien aufgrund physischer und psychischer Charakteristika. Jedes Stadium entspricht einem weiteren Rückzug aus der Realität, einer langsamen physischen Regression. Fixieren Sie sich nicht zu sehr auf diese Kategorien, manche Personen bewegen sich innerhalb fünf Minuten von einem Stadium zum nächsten, im allgemeinen befinden sie sich aber die meiste Zeit in ein und demselben. Ein Mann kann durchaus um 8 Uhr früh orientiert sein, und um 3 Uhr nachmittag will er auf einmal nach Hause, um seine Pferde zu füttern und die Kühe zu melken.

Stadium I:	Mangelhafte/unglückliche Orientierung – teilweise orientiert, aber unglücklich.
Stadium II:	Zeitverwirrtheit – Verlust der kognitiven Fähigkeiten.
Stadium III:	Sich wiederholende Bewegungen – sie ersetzen die Sprache.
Stadium IV:	Vegetieren – totaler Rückzug nach innen.

Um alte Menschen in diesen vier Stadien zu verstehen, müssen wir ihre Symbole verstehen.

Symbole – Fahrkarten in die Vergangenheit

Ein Symbol ist ein Gegenstand oder eine Person der Gegenwart, die einen wichtigen Gegenstand oder eine wichtige Person der Vergangenheit repräsentiert.[44] Ein weiches Spielzeug kann etwa die Umarmung der Mutter symbolisieren, eine Zigarette ihre Brust. Wir benützen alle

Symbole: in der Kunst, in der Poesie, in unseren Träumen. Funktioniert unser Erkenntnisvermögen, können wir zwei Dinge oder Personen miteinander verbinden, sie miteinander vergleichen, ohne ihre Identität zu vergessen; wir können in Metaphern denken. Wenn ein Dichter schreibt: „Meine Hand ist mein Baby", ist das eine poetische Methode, zwei Dinge miteinander in Beziehung zu setzen. Der Dichter weiß, daß die Hand so weich wie ein Baby ist.

Auch mangelhaft/unglücklich orientierte und desorientierte Menschen verwenden Symbole, sie gebrauchen Objekte und Personen der Gegenwart, um frühere Empfindungen auszulösen. Eine mangelhaft/unglücklich orientierte Frau, die an unterdrückten Wutgefühlen ihrer Mutter gegenüber leidet, beschuldigt ihre sie betreuende Tochter: „Du vernachlässigst deine Kinder: Eine wahre Mutter überläßt ihre Kinder nicht dem Babysitter." Diese alte Frau hat ihre Tochter symbolisch zu ihrer Mutter gemacht, um ihre alte Wut ausdrücken zu können. Sie hat, wie viele desorientierte Menschen, die kognitive Fähigkeit eingebüßt, Dinge oder Personen auseinanderzuhalten, sie kann nicht mehr zwischen Symbol und Realität unterscheiden. Die Symbole beziehen sich auf Dinge oder Personen, die in der Vergangenheit real existierten. Die Hand, die sich so weich wie ein Baby anfühlt, wird zum Baby. Also streichelt die Frau liebevoll ihr „Hand-Baby".

Symbole von psychotischen Erwachsenen scheinen denen von alten desorientierten oder mangelhaft/unglücklich orientierten Menschen zu ähneln. Oft diagnostiziert man bei mangelhaft/unglücklich orientierten Personen paranoide Halluzinationen oder Wahnvorstellungen. Es ist die innere Angst, die eine psychotische Person Phantasiesymbole produzieren läßt; ihre Halluzinationen oder Wahnvorstellungen sind pathologische Wahrnehmungen der Realität, und diese Person braucht Hilfe. Ihre Symbole stehen weder in Zusammenhang mit dem Verlust der intellektuellen Fähigkeiten noch kann sie sich im letzten Lebensstadium selbst heilen.

Wenn die Außenwelt durch schwindendes Seh-, Hör- und Tastvermögen trüb wird, ist es leicht – und in diesem Endstadium auch natürlich –, Gegenstände und Personen der Gegenwart durch solche der Vergangenheit zu ersetzen. So benutzen mangelhaft/unglücklich Orientierte oft Autoritätspersonen der Gegenwart (Verwalter, Buschauffeur, Stationsschwester etc.), um ihre verdrängte Wut auf ihre Eltern auszudrücken: „Der Verwalter hört mir nie zu, er ist nie da, seine Tür ist immer abgesperrt. Wenn ich mit ihm sprechen möchte, hat er immer zu tun. Für alle anderen hat er aber Zeit." Die Welt der desorientierten Menschen verfügt über ein ganzes Lagerhaus an Symbolen.[45] Eine Serviette wird zur Erde; eine alte Frau in Stadium II faltet, streichelt, summt und küßt vorsichtig und pedantisch jede Falte. Sie schafft sich selbst einen Platz. Sie hat ihren Platz auf dieser Welt, sie gehört dazu, sie ist glücklich. Ihre Welt ist in Ordnung. Mit Hilfe ihrer Serviette kann sie ihr Bedürfnis nach Wärme, nach Sicherheit, danach, geliebt und umhüllt zu werden, ausdrücken.

In meiner 35jährigen Arbeit mit mangelhaft/unglücklich orientierten und desorientierten Menschen auf der ganzen Welt habe ich folgenden typischen Gebrauch von Übergangsobjekten, Übertragungsobjekten, Ersatzobjekten und Symbolen entdeckt, für die ich mögliche Bedeutungen anführe, mit dem Hinweis, daß natürlich die Kenntnis der persönlichen Lebensgeschichte und -umstände unabdingbar ist zur Entschlüsselung.

Einige typische persönliche Symbole desorientierter Menschen und ihre möglichen Bedeutungen:

Eine Hand	Ein Baby
Ein Finger	Vater/Mutter, Fuß zum Gehen, Kinder, die geführt werden
Ein Tuch	Wichtige Papiere, Backteig, Kinder, Kleider
Stange des Rollstuhls	Eine Straße
Offener Raum	Der Flur von Zuhause, Himmel, Hoffnung
Knopf, Kieselstein	Nahrung, Liebe
Schnalzendes Geräusch	Sicherheit, Genuß
Wiegende Bewegung	Mutter, Mutterschaft, Sicherheit, Genuß
Flüssigkeit	Männliche Kraft
Ein mächtiger Sessel	Penis, Mann, Ehemann, Sex
Messer, Gabel	Wut
Griff	Penis
Tiefe Stimme	Männliche Person
Löffel oder gebogener Gegenstand	Frau, weibliches Geschlecht
Socken, Schuh	Kind, ein Kind anziehen, Sexualorgan

Ein anzuziehendes Kleidungsstück	Geschlechtsakt, Freiheit, Herausforderung
Die Pflegeabteilung	Nachbarschaft
Der Gang	Eine Straße in der Nachbarschaft
Ein Rollstuhl	Auto, Fahrrad, Fahrzeug

Diese Symbole werden ohne Unterschied von Rasse, Religion, Kultur oder Geschlecht verwendet. Ich habe die gleichen Symbole in Australien, den Niederlanden, Frankreich, Belgien, Norwegen, Österreich, Kanada, Deutschland, Finnland und den USA vorgefunden.

Stadium I: Mangelhafte/unglückliche Orientierung (orientiert aber unglücklich)

Personen in diesem Stadium halten an den gesellschaftlich vorgeschriebenen Rollen fest – mit einer Ausnahme: Sie haben das Bedürfnis, alte Konflikte in verkleideter Form zu äußern, indem sie Personen der Gegenwart als „Symbole"[46] für Personen der Vergangenheit verwenden. Bei einer alten Frau z. B., die ihre Mitbewohnerin beschuldigte, ihre Unterwäsche zu stehlen, stand die Mitbewohnerin für ihre Schwester, auf die sie sehr eifersüchtig war. Eine andere Frau, die niemals ihre sexuellen Wünsche geäußert hatte, behauptete, unter ihrem Bett verstecke sich ein Mann.

Gefühle werden geleugnet, sehr wichtig sind Sprache, Verstand und rationales Denken. Mangelhaft/unglücklich orientierte Personen schätzen ein klares Urteil und Kontrolle, Berührungen und Blickkontakt weisen sie oft zurück. Sie kennen die Uhrzeit, denken Dinge zu Ende, stellen Dinge an ihren Platz und halten Ordnung. Wenn man sie bei einer Gedächtnislücke, beim Wiederholen eines Kommentars, einer Geschichte oder beim Verwechseln von Personen erwischt, sind sie beschämt. Sie konfabulieren, leugnen Erinnerungslücken, die sie hinter erfundenen Geschichten verstecken. In einem Heim oder allein zu Hause fühlen sie sich alt und überflüssig, fassen dies als Strafe für früheres Verhalten auf und sagen: „Jemand vergiftet mein Essen." – Essen ist ein Symbol für Liebe. Verbittert, ungeliebt und allein, behaupten sie: „Jemand stiehlt meine Sachen." Jetzt, im hohen Alter, fühlen sie sich bestohlen, in der Kindheit fühlten sie sich von den Geschwistern, den Eltern ihrer Würde beraubt.

Um sich zu rechtfertigen oder ihre starken Emotionen zu leugnen, beschuldigen sie die andern. Stirbt der Ehepartner, fühlen sie weder Kummer noch Schuld, sondern beschuldigen die Ärzte. Über ihre Pensionierung sind sie empört, statt aber ihre Wut darüber auszudrücken, bezichtigen sie den Chef, alte Leute zu benachteiligen. Wenn ihnen im Alter die Haare ausgehen, ist der Friseur daran schuld. Um die Kontrolle im Kampf gegen den Kontrollverlust aufrechtzuerhalten, hamstern sie. In der Angst vor weiteren Verlusten horten sie alles, was sie bekommen können – Orangen, Sicherheitsnadeln, Taschentücher, Tassen, Säckchen mit Zucker, Salz, Zeitungen, Bänder – um sich gegen künftige Verluste zu schützen. Niemand kann sie davon abbringen, niemand kann sie gegen ihren Willen von etwas überzeugen. Sie projizieren ihre tiefliegenden Ängste auf andere, um ihr Gleichgewicht aufrechtzuerhalten. Sie müssen sich selbst verteidigen, sie brauchen ihre Verhüllungen. Nehmen Sie ihnen nicht ihren Schutzschild, ihre Würde weg – sie benötigen sie für das Überleben. Nur damit können sie ihre Gefühle ausdrücken, ohne sich dem grellen Licht der Realität auszusetzen. Sie brauchen eine vertrauensvolle Beziehung zu einer fürsorglichen, respektvollen Autorität, die ihnen nicht widerspricht, die sie versteht und nicht beurteilt. Sie brauchen Validation.

Körperliche Charakteristika bei mangelhafter Orientierung:

- Blick klar und zielgerichtet, hält Augenkontakt nicht lange
- Oft steife Haltung
- Bewegungen im Raum (auch im Rollstuhl oder mit Rollator) stabil, präzise und gezielt
- Gesichts- und Körpermuskeln angespannt
- Kiefer steht oft vor
- Finger und Hände oft im Zeigegestus; Arme oft verschränkt
- Straff gespannte Lippen
- Flacher Atem
- Klang der Stimme klar, scharf, weinerlich oder schrill[47]
- Oft Griff nach Mantel, Stock oder Tasche
- Kognitives Vermögen ziemlich intakt, Fähigkeit des Kategorisierens, Vorstellung von der Uhrzeit vorhanden
- Lesen, schreiben, rechnen; Benützung korrekter Worte
- Relativ geringe Beeinträchtigung von Sehvermögen, Gehör, Tastsinn, Mobilität

Psychologische Charakteristika von mangelhafter Orientierung:

- Müssen unterdrückte Emotionen ausdrücken
- Klammern sich an die Realität
- Möchten verstehen und verstanden werden
- Können nach Regeln spielen
- Sind sich gelegentlicher Verwirrung bewußt
- Leugnen Verwirrung durch Konfabulieren (denken sich Geschichten aus, um Gedächtnislücken zu füllen)
- Hören, sehen, sprechen und bewegen sich ziemlich gut; hören zu
- Widersetzen sich Veränderungen
- Leugnen Gefühle (Einsamkeit, Wut, Angst, sexuelle Wünsche)
- Beschuldigen andere, wenn die Verluste zu groß werden
- Können keine Einsicht in die dem Verhalten zugrundeliegenden Ursachen aufbringen
- Möchten von einer Autorität validiert werden: von Personal, Freunden, Angehörigen, Ärzten etc.
- Reagieren wütend auf andere, die sich nicht unter Kontrolle haben können oder wollen
- Weisen Berührungen und Intimität ab; möchten ihre Verletzlichkeit nicht zeigen
- Halten eine persönliche Sphäre, einen unsichtbaren Kreis (Energiekreis) ein, von dem jeder Mensch umgeben ist; fühlen sich durch diese Sphäre von etwa 50 cm sicher, die nicht verletzt werden sollte

Stadium II: Zeitverwirrtheit

Ein zu hohes Maß an körperlichen und sozialen Verlusten bringt das Faß zum Überlaufen. Das zunehmende Schwinden des Seh-, Hör- und Bewegungsvermögens, des Tast-, Geschmacks- und Geruchssinns sowie der kognitiven Fähigkeiten erleichtern den Rückzug. Zeitverwirrte Menschen können die Verluste nicht mehr leugnen, sich nicht mehr an die Realität klammern; sie versuchen nicht mehr, sich an eine chronologische Ordnung zu halten und ziehen sich zurück. Statt sich um Minuten zu kümmern, gehen sie ihren Erinnerungen nach. Sie verlieren die Gegenwart aus den Augen und spüren ihrer Lebenszeit nach. Ein Gefühl löst ein anderes aus: Ein Ding oder eine Person der Gegenwart ist das Symbol – die Fahrkarte in die Vergangenheit. Eine vertraute Bewegung dient als Fahrzeug, lebendige (eidetische) Bilder liefern die PS. Trübe Sicht und ein beschränktes Kurzzeitgedächtnis sind die Ursachen für diese Reise. Das Gefühl der Nutzlosigkeit und Einsamkeit kommt teuer zu stehen; Sinnlosigkeit ist ein hoher Preis für die Erkenntnis der Realität.

Gehirnschäden beeinträchtigen die Kontrollzentren; zeitverwirrte Menschen verlieren die Selbstkontrolle, das Kommunikationsvermögen, die Fähigkeit zu sozialem Verhalten; sie halten sich nicht mehr an Bekleidungsregeln oder soziale Konventionen, und es fehlt ihnen an Anregung durch andere, weil sie oft ignoriert werden oder isoliert sind. So werden sie körperlich und gefühlsmäßig inkontinent.

Zeitverwirrte Menschen kehren zu grundlegenden, universellen Gefühlen zurück: Liebe, Haß, Trauer, Angst vor Trennung, Streben nach Identität. Diese Emotionen äußern alle sehr alten, desorientierten Menschen in Pflegeheimen auf der ganzen Welt. Universelle Gefühle sind der Kern von Märchen, klassischen Werken, Sagen und Mythen.[48] Die Validations-Anwender können die ohnmächtige Wut der Dornröschen nachempfinden, die durch eine Beruhigungsspritze betäubt oder durch Zwang ruhiggestellt wurden; sie verstehen ihre Trennungsängste, ihre Schreie nach Identität und ihre Hilferufe angesichts eines unbekannten Gesichtes. Sie anerkennen die universelle Angst vor Dunkelheit und Tod, den Wunsch nach Dazugehören, nach Bedeutung, nach Liebe und tun die Schreie der alten Menschen nicht mit einem „die wollen nur Aufmerksamkeit“ ab.

Eine mangelhaft/unglücklich orientierte Person wird zeitverwirrt nach einer Lawine von Verlusten. Mit Validation hätte sie sich nicht zurückgezogen, sie hätte kommuniziert, trotz der zunehmenden Verluste Emotionen geäußert und die Verluste überwunden. Ein Beispiel: Ein mangelhaft orientierter Mann mußte ins Pflegeheim eingeliefert werden, als sein Sohn das beschuldigende, anklagende Verhalten des Vaters nicht mehr ertrug. Die Übersiedlung bewirkte einen plötzlichen Rückzug in Zeitverwirrtheit. Mit Hilfe von Validation hätte der alte Mann seine Ängste im Rahmen seiner mangelhaft/unglücklich orientierten Bedingungen äußern können. Er hätte nicht in ein Heim gebracht und zeitverwirrt werden müssen, er hätte trotz seiner Beschuldigungen, die durch Validation abgenommen hätten, in seiner Wohnung bleiben können.

Körperliche Charakteristika von Zeitverwirrtheit:

- Entspannte Muskeln, graziöse Bewegungen
- Klarer Blick, aber oft zielloses Starren in die Ferne
- Langsames, hechelndes Atmen
- Langsame, indirekte Bewegungen im Raum, häufig als ob sie fragen wollten: wohin?
- Langsames Sprechen
- Gesten entsprechen den Gefühlen, häufig fragend
- Stimme flach, tief, selten weinerlich oder schrill
- Schultern oft nach vorne gebeugt, eingezogener Hals, schlurfen beim Gehen

Psychologische Charakteristika:

- Realität verschwimmt durch zunehmende Verschlechterung des rationalen Denkens, des Seh- und Hörvermögens
- Drücken Gefühle aus, erinnern sich aber nicht an Fakten
- Kein metaphorisches Denken mehr, Dinge und Menschen werden nicht in anerkannte Kategorien eingeteilt, keine Vergleiche mehr
- Haben durch Lebenserfahrung Weisheit erworben, kehren zu intuitivem Wissen zurück[49]
- Wissen, wer ehrlich ist und wer sich verstellt
- Erinnern sich an angenehme sinnliche Gefühle in der Kindheit
- Hören Menschen in der Gegenwart nicht zu
- Vergessen jüngste Ereignisse, erinnern sich ausgezeichnet an vergangene Ereignisse mit hohem emotionalen Inhalt
- Richten ihre Energie auf die Verarbeitung ungelöster Konflikte, auf das Aktivieren von Gefühlen der Nützlichkeit und des Angenehmen
- Benützen eigene Wortschöpfungen aus weit zurückliegenden Erinnerungen, sind poetisch und kreativ (Siehe die „Symofile"-Geschichte auf S. 98)
- Können sich bei Spielen nicht an Regeln halten
- Zeitangabe aufgrund persönlicher Gefühle, nicht nach der Uhrzeit. Beispiel: Eine Person ist hungrig nach Liebe. Liebe = Nahrung. Sie bittet gleich nach dem Essen um Nahrung
- Verwenden persönliche Fürwörter ohne spezifische Angaben. „Er" kann Gott, Vater, Teufel, Selbstidentität, die Welt, Autorität, Männlichkeit etc. bedeuten

- Zunehmende Verwendung von Symbolen, um Dinge und Personen der Vergangenheit wiederzubeleben. Denken mehr in eidetischen Bildern als in Worten
- Reagieren auf fürsorgliche Berührungen und Blickkontakt mit Streßverminderung
- Singen gern und gut, können Lieder manchmal nicht anstimmen
- Können oft noch lesen, aber nicht mehr schreiben
- Beschränkte Konzentrationsfähigkeit
- Hören deutliche Klänge aus der Vergangenheit, besonders bei Taubheit
- Verlieren soziale Kontrolle, fordern häufig sofortige Befriedigung ihrer Triebe wie Sex, Liebe und Nahrung

Stadium III: Sich wiederholende Bewegungen

Menschen, die im II. Stadium ihre Gefühle nicht verarbeiten können, indem sie diese jemandem mitteilen, der sie validiert, ziehen sich häufig in vorsprachliche Bewegungen und Klänge zurück, um unbewältigte Konflikte der Vergangenheit zu lösen. Körperteile werden zu Symbolen, Bewegungen ersetzen Worte. Jemand, der sich gefesselt fühlt, zieht sich an und aus, um sich freier zu fühlen. Eine Person mit emotionalem Hunger ißt Kreide, um ihr Bedürfnis nach Liebe zu stillen. Ist sie wütend, stampft sie so lange, bis ihre Wut nachläßt.

Jeder Mensch ist geprägt von den Vorstellungen, die seine Eltern von schlechtem Benehmen hatten. Im hohen Alter ist er weise genug, diese Gefühle auszudrücken, um seine Konflikte zu lösen. Scham, Schuldgefühle, sexuelle Wünsche oder Wut waren ein Leben lang unterdrückt, versteckt, streng unter Kontrolle. Jahrzehnte später, im hohen Alter, kommen sie ans Tageslicht. Ein Mann in Stadium III läßt seine Hosen fallen: zum ersten Mal im Leben will er seine Männlichkeit beweisen. Oder endlich die Wut über die Eltern ausdrücken, die seine sexuellen Regungen als Jugendlicher bestraft haben.

Lebenslang eingesperrte Gefühle brechen nun heraus, der Stöpsel ist weg. Wut über starre Regeln, Scham, weil man während der Reinlichkeitsdressur „in die Hose gemacht hat", Schuldgefühle, daß man sich nicht im richtigen Moment am richtigen Ort richtig verhalten hat, treten nun – am Ende des Lebens – in heftigen Bewegungen hervor.

Im Stadium III wird die Sprache unverständlich; sie dient dem sinnlichen Vergnügen, das durch Zunge, Zähne und Lippen erzeugte Klänge bereiten. „Wenn die logische, sekundär erlernte Sprache schwindet, kehrt der Mensch zu ‚frühen Sprachformen' zurück."[50, 51] Alleingelassen, isoliert, nach der Mutter verlangend, bringt er sie durch eingeprägte Laute der frühen Kindheit zurück: „Ma ma ma ma" – die Bewegung der schmatzenden Lippen wird zur Mutter. Die Person ist nicht mehr allein, mit den Bewegungen des Säuglings, der sprechen lernt, hat sie ihre Mutter wieder zu sich geholt.

Manche Menschen transportieren sich mit Körperbewegungen in die Vergangenheit. Eine alte Frau wiegt sich, weil das die Erinnerung an das Gewiegtwerden durch die Mutter auslöst. Die Pflegerin, die die alte Frau sanft berührt, erinnert an die Mutter. Die Berührung wird zur mütterlichen Berührung, Angst verringert sich und Sicherheit kehrt zurück. Durch eine einzige Berührung reist die Frau achtzig Jahre zurück. Für eine Frau in Stadium III symbolisiert eine Socke ihren Sohn, dem sie immer seine Socken wusch. In ihrer Phantasie geht sie nach Hause, die Socke erinnert sie an ihren Sohn und wird zu ihrem Sohn.

Mit lebendigen Bildern[52] wird ein Heim in einen produktiven Arbeitsplatz verwandelt und eine Reise in die Vergangenheit angetreten. Ein Sessel, der sich stark anfühlt wie ein Vater, wird zum Vater; die Hand einer alter Frau wird ihr Baby. Personen, die wie Freunde, Verwandte oder Kollegen der Vergangenheit aussehen oder klingen, werden zu diesen, unabhängig von Alter oder Geschlecht. Der Verlust des Körperbewußtseins im Raum und die lebendigen Bilder lassen Menschen im Rollstuhl „gehen" oder „tanzen", ohne daß sie ihre Füße bewegen. Mit sorgfältigen, vertrauten Gesten vollführen sie Pantomimen, ersetzen fehlende Dinge oder Personen durch ihr lebendiges Gedächtnis. Auf der ganzen Welt verwenden alte, desorientierte Menschen Symbole und Bewegungen für die Reise in die Vergangenheit: In Casper, Wyoming, bohrt ein Mann mit seinen Fingern nach Öl; im nördlichen Minnesota fällen sie Bäume; in ländlichen Gebieten werden imaginäre Kühe gemolken; geschickt bewegen sich Finger und Hände, um Erinnerungen wachzurufen. Im hohen Alter verrichten sie die gleiche Arbeit, die sie ihr ganzes Leben getan haben, jetzt tun sie es, um die freudlose Gegenwart zu ertragen.

Das Bewußtsein der schmerzlichen Realität bewirkt einen weiteren Rückzug in die Vergangenheit. Medikamente und Zwangsmittel verstärken oft diesen Rückzug. Validation durch Bestätigung und Teilnahme an Gefühlen in einer fürsorglichen Beziehung kann ein weiteres Abgleiten aus Stadium II in Stadium III verhindern. Validation gibt einer zeitverwirrten Person Momente rationalen Denkens wieder. Der Streß wird ebenso reduziert wie das Bedürfnis, in die Vergangenheit zurückzukehren.

Körperliche Charakteristika von Stadium III:

- Bewegen sich rhythmisch hin und her oder tanzen
- Singen, können aber keine Sätze bilden
- Summende, schnalzende oder stöhnende Geräusche
- Entspannte Muskeln, bewegen sich graziös, sind sich ihrer Bewegungen aber nicht bewußt
- Sind inkontinent
- Augen sind häufig geschlossen oder nicht zielgerichtet
- Weinen häufig
- Finger und Hände trommeln, schlagen, knöpfen auf und zu
- Gehen auf und ab
- Wiederholen einen Klang und/oder eine Bewegung immer wieder
- Gleichmäßiges, rhythmisches, ruhiges Atmen
- Tiefe, melodische Stimme
- Kennen Augenblicke außergewöhnlicher Stärke, wenn sie Bedürfnis nach Liebe äußern oder wütend sind
- Sind mit beiden Händen gleich geschickt, wenn sie sich von Zwängen befreien
- Können weder schreiben noch lesen
- Können Kinderlieder von Anfang bis zum Ende singen

Psychologische Charakteristika sich ständig wiederholender Bewegungen:

- Mangels Praxis schwindet das Bedürfnis zu sprechen
- Permanente Bewegungen halten die Person am Leben, schaffen Vergnügen, kontrollieren die Angst, mildern Langeweile und sichern die Existenz
- Denkvermögen und Wunsch danach sind verschwunden
- Sich wiederholende Klänge stimulieren, beruhigen und helfen, Gefühle zu verarbeiten
- Wenn motiviert, können gefestigte soziale Rollen wiederhergestellt werden

- Zunehmender Verlust des Selbstbewußtseins und des Körperbewußtseins im Raum
- Wenn nicht motiviert, verschließen sie sich vor äußeren Stimuli
- Haben Energie zum Tanzen und Singen, viel weniger aber zum Denken und Sprechen
- Kurze Konzentrationsspanne, können sich nicht auf mehr als ein Ding oder eine Person gleichzeitig konzentrieren
- Antworten nicht, außer bei Stimulation durch Körpernähe, zusammen mit fürsorglicher Berührung, Stimme und Blickkontakt
- Ziehen sich in Isolation und Eigenstimulanz zurück
- Besitzen Weisheit, um ungelöste Konflikte durch Bewegungen zu klären
- Erinnern sich an frühere Erfahrungen
- Können Sprache und rationales Denken in beschränktem Maße wiederherstellen; kommunizieren mit anderen nur in einer liebevollen, validierenden, ehrlichen Beziehung
- Können nicht nach Regeln spielen, sind ungeduldig, möchten sofortige Befriedigung ihrer Bedürfnisse

Stadium IV: Vegetieren

In diesem Stadium verschließt sich der alte Mensch völlig vor der Außenwelt und gibt das Streben, sein Leben zu verarbeiten, auf. Der eigene Antrieb ist minimal, gerade genug, um zu überleben. Stellt man die Person still, wendet Zwangsmaßnahmen an oder konfrontiert sie mit der Realität, zieht sie sich oft auf das reine Vegetieren zurück.

Menschen im Vegetationsstadium brauchen Berührung, Anerkennung und Fürsorge. Ein vollständiges Abgleiten in das Vegetieren kann durch die Hilfe des VA in einem früheren Stadium vermieden werden. Es gibt zahlreiche Hinweise dafür, daß auch Menschen in Stadium IV positiv auf Validation reagieren.

Körperliche Charakteristika des Vegetierens:

- Augen meist geschlossen, ungerichteter, leerer Blick
- Schlaffe Muskeln
- Sitzen im Sessel oder liegen in embryonaler Position im Bett
- Kein Körperbewußtsein
- Kaum wahrnehmbare Bewegungen

Psychologische Charakteristika:

- Erkennen keine nahen Angehörigen
- Zeigen kaum Gefühle
- Initiieren keinerlei Aktivitäten
- Es gibt kein Mittel, um herauszufinden, ob sie etwas verarbeiten

III: Die Anwendung individueller Validation

Drei Schritte

Schritt 1: Sammeln Sie Informationen

Wollen die Anwender Validation praktizieren, müssen sie einiges über die Person, mit der sie arbeiten, wissen; sie müssen ihre Vergangenheit, ihre gegenwärtige Situation und ihre Zukunftsperspektiven kennen. Mit diesen Daten verschaffen sie sich auch ein Grundwissen, das sie brauchen, um den durch Validation erzielten Fortschritt festzustellen. Die Tabellen „Auswertung des individuellen Fortschritts“ auf S. 120 und „Biographie und Grundverhalten“ auf S. 117 werden Ihnen bei der Selektion jener Informationen, die Sie für die Anwendung von Validation und für die Auswertung des Fortschritts nach den Validations-Sitzungen benötigen, helfen. Sie sollten folgende Daten in Erfahrung bringen:

- Stadium der Desorientierung
- Unvollendete Lebensaufgaben, unterdrückte Emotionen
- Unerfüllte grundlegende menschliche Bedürfnisse (siehe S. 26)
- Frühere Beziehungen, d. h. Familie, Freunde, Autoritätspersonen, Tod von wichtigen Personen wie Kinder, Partner, Geschwister
- Beruf, Hobbys, unerfüllte Ambitionen
- Bedeutung, die die Religion hatte
- Verhalten in Krisensituationen
- Verhalten gegenüber den Verlusten des hohen Alters
- Medizinische Anamnese; fragen Sie die Person direkt, lesen Sie die Krankengeschichte, überprüfen Sie die psychiatrische Anamnese nach Hinweisen auf Geisteskrankheiten in früheren Jahren

Es gibt drei Möglichkeiten, diese Informationen zu erhalten: durch einen mündlichen Bericht, durch das Beobachten der körperlichen Charakteristika und das Befragen der Angehörigen. Da sich der Zustand sehr alter, mangelhaft/unglücklich orientierter und desorientierter Personen im Lauf eines Tages oft dramatisch ändert, sollten die VA ihre Informationen über einen Zeitraum von mindestens zwei Wochen sammeln und den Patienten zu verschiedenen Tageszeiten sehen.

Das Vertrautsein mit der Lebensgeschichte ist für die Beziehung äußerst sinnvoll. Je mehr Sie über die Person wissen, desto leichter ist die Anwendung der Validations-Techniken; sie stellen Vertrauen her, das für die alten Menschen Sicherheit bedeutet. Wenn Menschen sich sicher fühlen, gewinnen sie an Stärke: Die Interaktion nimmt zu, sie beginnen zu sprechen, teilen ihre Gedanken und Gefühle mit, das Selbstwertgefühl und die Würde steigen. Wenn die Person spricht, stellen Sie beim Aufnehmen der Geschichte Fragen nach dem „Hier und Jetzt" und dem „Dort und Damals". Formulieren Sie vorsichtig, um die Angst der Person nicht zu steigern. Mangelhaft Orientierte können wesentliche Daten vergessen; fragen Sie nicht nach Zeitspannen.

„Hier und Jetzt"-Fragen:

1. Waren Sie lange in diesem Haus (Spital, Tageszentrum)? (besser als: „Wie lange waren Sie in diesem Heim?")
2. Mögen Sie das Essen? Das Personal? Das Ärztepersonal? Ihre Zimmernachbarin?
3. Gibt es für Sie hier genug zu tun?
4. Waren Sie hier schon einmal krank?
5. Gibt es viele Aktivitäten hier?
6. Wie sind die anderen Leute? Sind sie freundlich?
7. Wie kamen Sie hierher?
8. Fühlen Sie sich manchmal alleine?
9. Ist Ihr Bett bequem? Können Sie nachts schlafen?
10. Macht Ihre Nachbarin nachts Lärm, der sie stört? Was unternehmen Sie dagegen?
11. Stört es Sie, wenn Ihnen ein Name oder ein Ding nicht gleich einfällt?

Die folgenden Reaktionen sind typische Antworten und können Ihnen meistens helfen, das Stadium, in dem sich die Person befindet, zu bestimmen.

VA: „Leben Sie schon lange hier?"
Orientierte 88jährige Person: „Mehr als drei Jahre. Es dauert ein bißchen, bis man sich daran gewöhnt, aber jetzt gefällt's mir. Es ist aber anders als zu Hause …"

Die mangelhaft/unglücklich orientierte Person wird sich der Gegenwart bewußt sein, aber über die gegenwärtigen Bedingungen klagen und gefühlsbezogene Fragen nicht beantworten wollen.

VA: „Leben Sie schon lange hier?"
Mangelhaft orientierter Mann: „Zu lange. Jede Minute ist zu viel. Es riecht hier schlecht, abscheulich. Die haben noch nie etwas von Deodorants gehört. Aber was kann man mit diesen alten Menschen machen. Es ist eine Schande."
Wenn die Person spricht, aber zeitverwirrt ist, wird sie nicht auf Hier- und Jetzt-Fragen antworten. Sie wird statt dessen über ihr früheres Zuhause, ihre Eltern und Geschwister oder ihren Beruf sprechen.

VA: „Leben Sie schon lange hier?"
85jährige, zeitverwirrte Frau: „Das ist mein Zuhause. Ich lebe hier. Ich sorge für meine Schwester. Meine Mutter ist draußen."
Eine Person mit sich wiederholenden Bewegungen wird nicht mit korrekten Worten antworten, sondern aus Klängen ihre eigene Sprache mixen.

VA: „Leben Sie schon lange hier?"
92jährige mit sich wiederholenden Bewegungen: „Die Kinder müssen essen, das heiße Himbeereis, wo haben sie es hingesteckt?"

„Damals und Dort"-Fragen:

1. Waren Sie oft krank?
2. Wie kamen Sie hierher?
3. Haben Sie, bevor Sie hierherkamen, zu Hause mit der Familie gelebt?
4. Sind Sie in diesem Land geboren? Ist Ihnen die Übersiedlung schwer gefallen?
5. Wie schafften Sie das, als Ihr Mann (Ihre Frau) krank wurde, halfen Ihnen die Kinder?
6. Haben Sie Kinder, Geschwister?
7. Welchen Beruf hatte Ihr Partner? Welchen Beruf hatten Sie?
8. Ist Ihr Vater hier geboren? Welchen Beruf übte er aus?
9. Arbeitete Ihre Mutter?
10. Waren Sie das älteste Kind? Das jüngste? Haben Sie auf Ihre Geschwister aufpassen müssen?

11. Waren Ihre Eltern streng?
12. Was machte Ihnen Spaß? Kochten Sie gerne? Gingen Sie gerne tanzen? Sangen Sie im Kirchenchor? Gingen Sie viel aus oder waren Sie lieber zu Hause?
13. Sind Sie in andere Länder gereist? (Stellen Sie ein paar Ländernamen zur Wahl.)
14. Haben Sie eine gute Ehe geführt? Hat Ihr Partner Ihnen in schwierigen Situationen geholfen?
15. Wie überstanden Sie schwierige Zeiten?
16. Was war der schwierigste Moment in Ihrem Leben? Der schlimmste? Der beste?

Die Fragen 4, 5, 10, 11, 14, 15 und 16 beziehen sich auf Bewältigungsmechanismen (wie eine Person im ganzen Leben mit schwierigen Situationen zu Rande kam). Die Fragen 1, 6, 7, 12, 13, 14 und 16 betreffen unbewältigte Lebensaufgaben.

Oft kann die Person sich nicht mehr an den Namen eines Landes oder Liedes erinnern. Daher kann eine allgemeine Frage wie „Welches Lied möchten Sie singen?“ beunruhigend wirken. Je spezifischer die Fragestellung, desto leichter fällt die Antwort. Eine Frage, die die Antwort beinhaltet, gibt Würde, ohne zu beunruhigen, z. B.: „Mögen Sie Kirchenlieder wie ‚Großer Gott wir loben Dich‘?“, „Waren Sie in Frankreich und in Deutschland?“. Formulieren Sie so, daß die alte Person die Antwort sozusagen „pflücken“ kann. Das zeigt, daß Sie die Person kennen und verstehen. Sie kann Ihnen vertrauen, Sie sind fürsorglich und geben Sicherheit.

Wenn die Person sich an jüngere Verluste nicht erinnert und das Gespräch auf ihre Eltern und ihre Kindheitserfahrungen lenkt, befindet sie sich in Stadium II oder III. Ein Leugnen aller Verluste entspricht Stadium I. Klare, lebendige Bilder der fernen Vergangenheit mit wenig Bezug zur Gegenwart weisen auf Stadium II oder III hin. Personen in Stadium IV werden nicht antworten oder den Blickkontakt aufrecht erhalten.

Das Beobachten der körperlichen Charakteristika ist eine weitere effektive Methode zur Sammlung von Informationen. Physische Charakteristika spiegeln wider, auf welche Art und Weise eine Person gelebt hat. Tiefe Falten im Gesicht sagen etwas über die Bewältigungsmechanismen aus. Eine alte Frau mit tiefen Lachfalten von den Nasenflügeln bis zu den Mundwinkeln lacht oft, um ihren Ärger zu überdecken. Furchen auf einer Männerstirn weisen auf ein Leben voller Sorgen hin. Ein alter Mann mit eingezogenem Hals verteidigt sich vor der Außenwelt. Schnelle, ruckartige Bewegungen von einem Ort zum anderen spiegeln innere Panik wider: „Welchen Weg soll ich gehen? Was mache ich jetzt?" Ruhelose, langsame, traumähnliche Bewegungen und ein zielloser Blick deuten oft auf einen Rückzug in die Vergangenheit.

Beginnen Sie bei Ihrer nonverbalen Beurteilung mit dem Kopf und arbeiten Sie sich bis zu den Füßen durch. Betrachten Sie das Haar, ist es ordentlich gekämmt, kann das bedeuten:

- Die Person ist orientiert und kann Handlungen des Alltags verrichten.
- Sie kann sich einen Friseur leisten.
- Sie ist mangelhaft/unglücklich orientiert und sehr auf ihre äußere Erscheinung bedacht.
- Sie bekommt häufig Besuch von Angehörigen und legt auf äußere Erscheinung Wert.

Ungepflegtes Haar könnte heißen:

- Die Person ist aggressiv, und niemand möchte ihr helfen.
- Sie hat wenig Kontakt zur Familie.
- Sie kann sich keinen Friseur leisten.
- Sie bringt ihr Haar andauernd durcheinander.

Gehen Sie zum Gesicht über. Beobachten Sie die Augen. Neurolinguistische Programmierer haben folgende körperliche Charakteristika identifiziert:[53]

Bewegung	**Bedeutung**
Augen nach oben rechts gerichtet	Die Person sieht etwas
Augen geradeaus	Die Person hört etwas
Augen nach unten	Die Person fühlt etwas
Schnelles Atmen	Die Person ist visuell
Regelmäßiges Atmen	Die Person ist auditiv
Tiefes Atmen	Die Person ist kinästhetisch
Hohe Stimme	Die Person ist visuell
Mittlere Stimmlage	Die Person ist auditiv
Tiefe Stimme	Die Person ist kinästhetisch

Von Kindheit an entwickeln wir unser bevorzugtes Sinnesorgan (siehe S. 44). Im hohen Alter vertrauen wir auf genau diesen Sinn, um uns eine Wahrnehmung von der Welt zu verschaffen. Ist dieser Sinn durch den normalen Alterungsprozeß beeinträchtigt, leiden wir besonders. Verliert z. B. eine primär visuelle Frau ihr Gehör, kann sie dies ohne Einbuße ihrer Selbstachtung verkraften. Verliert sie ihre Sehkraft, so verliert sie auch ihre Hauptverbindung zur Welt, ihr Wahrnehmungsvermögen geht verloren.

Beobachten Sie, während Sie Ihre „Hier und Jetzt"- oder „Damals und Dort"-Fragen stellen, die spontanen Augenbewegungen. Haben Sie gerade nach dem schlimmsten Augenblick im Leben gefragt und die Person schaut hinauf, so können Sie annehmen, daß die Person sich die Szene vergegenwärtigt und visuell orientiert ist. In diesem Fall stellen Sie Vertrauen durch „visuelle Wörter" her. (Siehe den Abschnitt über Techniken zur speziellen Ansprache des bevorzugten Sinnesorgans.)

Beobachten Sie Unterlippe, Wangen, Kinn, Veränderungen des Hauttons, der Schultern, Arme, Hände, Finger, des Brustkastens und der Beine. Prüfen Sie die Bewegungen im Raum, auch wenn die Person einen Rollator oder Rollstuhl hat. Ziehen Sie daraus noch keine Schlüsse; zeichnen Sie Ihre Beobachtungen während des zweiwöchigen Informationssammelns einfach auf.

Schritt 2: Bestimmen Sie das Stadium

Stimmen Sie Ihre Beobachtungen der körperlichen Charakteristika und die aus der verbalen Geschichte gewonnene Information mit den in Teil II angeführten typischen körperlichen und psychologischen Merkmalen der vier Stadien ab. Vergessen Sie nicht: Menschen verändern sich im Laufe des Tages. Die Bestimmung des Stadiums hilft Ihnen, die richtige Validations-Technik auszuwählen.

Schritt 3: Besuchen Sie die Person regelmäßig und wenden Sie Validations-Techniken an

Füllen Sie den „Arbeitsplan für individuelle Validation" (siehe S. 115) aus. Die Zeit, die Sie mit einer Person arbeiten (Kontaktzeit), hängt von ihrer Fähigkeit zur Verbalisierung, der Dauer ihrer Konzentrationsfähigkeit sowie Ihrem eigenen Zeitbudget ab. Mit mangelhaft Orientierten sollte die Kontaktzeit zwischen 5 und 15 Minuten betragen, im

Stadium II 2 bis 10 Minuten, im Stadium III und IV zwischen 1 und 10 Minuten. Was zählt, ist die Intensität, nicht die Dauer des Kontaktes. Haben Sie mehr Zeit und die Person ist aufnahmebereit, kann es auch länger sein. Ist der Patient in einem Pflegeheim, sollte die Interaktion mindestens dreimal wöchentlich stattfinden; ist er in einer Einrichtung für akute Krankenpflege öfter, etwa dreimal täglich. Der Kontakt kann seltener sein, wenn Sie mit jemandem aus einem Tagesheim arbeiten. Egal, wie selten oder häufig Sie einander treffen, wichtig ist, daß Sie ihre Verabredungen immer einhalten.

Beenden Sie das Gespräch/die Interaktion, wenn Sie eines der folgenden sichtbaren Zeichen verminderter Angst bemerken: Bei einer Person in Stadium I sind es eine weniger schroffe Stimme, regelmäßiger Atem, normaler Puls, keine erweiterten Pupillen mehr, eine entspannte Unterlippe oder ein Lächeln; bei einer Person aus Stadium II geht es um einen Augenblick der Intimität, die Person reagiert mit Worten, ihre Sprache und ihr Gang verbessern sich, sie kann mit anderen kommunizieren und braucht Sie nicht mehr. Bei einer Person aus Stadium III ist der Punkt erreicht, wenn das sich wiederholende Verhalten abnimmt, wenn Sie einen echten Kontakt herstellen konnten, sich störendes Verhalten in Musik, Bewegungen oder andere Ausdrucksformen verwandelt, die den Bedürfnissen der Person entsprechen. In Stadium IV sollten Sie nach drei Minuten abbrechen, unabhängig von der Reaktion.

Validation kann überall stattfinden. Die Putzfrau in einem Heim kann validieren, während sie das Zimmer aufräumt; die Pflegehelferin, wenn sie den alten Patienten zur Toilette bringt; die Schwester beim Austeilen der Medikamente; der Haustechniker, wenn er die Glühbirne auswechselt; der Gärtner beim Grasmähen; Angehörige bei einem Besuch. Wichtig ist, daß die Privatsphäre strikt eingehalten wird und eine persönliche Beziehung in einer privaten Umgebung besteht, die auf Vertrauen basiert. Validation kann auch in einem großen Raum mit anderen Menschen stattfinden, es muß aber ein intimer Raum, frei von kritischen Kommentaren oder Beklemmung provozierenden Störungen geschaffen werden.

In allen Fällen müssen die Validations-Anwender:

- ihr Zentrum gefunden haben (siehe S. 45)
- die körperlichen Charakteristika beobachten (Augen, Muskeln, Kinn, Stimme, Bewegungen etc.)

- mit Energie zuhören
- nicht den „Wahrheitsgehalt“ von Fakten anzweifeln
- nicht urteilen
- sich der physischen und psychischen Privatsphäre jeder Person bewußt sein

Die folgenden Techniken zeigen Möglichkeiten auf, eine Beziehung zu beginnen. Es gibt keine Universalformel, da jeder Mensch anders ist. Alle VA müssen ihre eigene Methode finden, auf sehr alte, desorientierte Menschen einzugehen. Sind sie ehrlich, aufrichtig und fürsorglich, können sie die desorientierte, sehr alte Person nicht verletzen; sie werden verzeihen, wenn ein Fehler gemacht wird.

Techniken für Stadium I:
Mangelhafte/unglückliche Orientierung

1. Finden Sie Ihr Zentrum
   (siehe S. 45). Mangelhaft/unglücklich orientierte Menschen sind oft verletzend. Sie verängstigen und vertreiben Freunde und Angehörige. Der VA gesteht sich die Kränkung ein, stellt sie zurück und stimmt sich in die Welt des mangelhaft Orientierten ein. Sie können Ihre Gefühle später im Validationsteam-Treffen erörtern.
2. Verwenden Sie Fragen nach „wer, was, wo, wann, wie“ bei Ihren Erkundigungen; erforschen Sie Fakten, vermeiden Sie Gefühle. Validieren Sie Gefühle nur, wenn die Person sie ausdrückt. Fragen Sie nie „warum“, mangelhaft/unglücklich Orientierte können darauf keine rationale Antwort geben.
3. Umformulieren: Wiederholen Sie die Aussage der Person mit deren eigenen Schlüsselworten, also jenen Worten, die sie durch eine andere Stimmhöhe betont, was auf einen emotionalen Unterton verweist.
4. Wenden Sie sich an ihr bevorzugtes Sinnesorgan. Visuelle Worte sind: bemerken, Bild, vorstellen, erinnern. Auditive Worte sind: hören, zuhören, laut, klingt wie, klar. Kinästhetische Worte und Sätze sind: fühlt sich an wie, spüren, ich bin in Kontakt mit, das packt mich, trifft mich, schmerzt mich.
5. Verwenden Sie Polarität, fragen Sie nach dem Extrem.
   Patient: „Sie stehlen meine Unterwäsche.“

VA: „Wie oft? Nehmen sie alles?"
Patient: „Es tut weh."
VA: „Wie stark ist der Schmerz? Wann ist er am stärksten?"

6. Helfen Sie der Person sich vorzustellen, was passieren würde, wenn das Gegenteil wahr wäre.
Patient: „Sie vergiften mein Essen."
VA: „Gibt es auch Zeiten, wo das nicht vorkommt?"
Patient: „Unter meinem Bett ist ein Mann."
VA: „Ist auch manchmal niemand unter Ihrem Bett?"
7. Erinnern: Die Vergangenheit erkunden, kann Bewältigungsmechanismen der Vergangenheit wiederherstellen, durch die die Person aktuelle Krisen überwindet. Worte wie „immer" und „niemals" aktivieren frühe Erinnerungen.
Patient: „Ich kann nachts nicht schlafen."
VA: „War das immer so? Hatten Sie das Problem schon, als Ihr Mann noch lebte?"

Menschen in Stadium I ziehen sich vor intimen, vertraulichen Beziehungen zurück und fühlen sich durch Gefühle bedroht. Händeschütteln oder eine sanfte Berührung des Arms ist ihnen genug Intimität; Umarmungen schaffen oft Verlegenheit und werden als unangenehm empfunden. Gehen Sie auf die Bedürfnisse der Person nach Berührung ein, nicht auf ihre eigenen; berücksichtigen Sie ihr Bedürfnis nach Selbstschutz. Ist einmal Intimität hergestellt, fordern manche mangelhaft/unglücklich orientierte Menschen Berührungen; folgen Sie ihrem Wunsch.

Zeigen Sie ehrliches Interesse und geben Sie der Person zum Abschied respektvoll die Hand. Gehen Sie, wenn die Angst reduziert ist: Sie erkennen es am gleichmäßigen Atem, der gleichmäßigen Tonhöhe, den entspannten Muskeln und dem ruhigen Blick (5 bis 15 Minuten Validation). Vergegenwärtigen Sie sich, daß viele Angst haben, abgewiesen zu werden. Sagen Sie, wann Sie wiederkommen, und halten Sie sich daran. Wenn Sie mit jemandem in einer bestimmten Institution gearbeitet haben und Ihren Job wechseln, bitten Sie vor dem Weggehen ein Teammitglied, Sie zu ersetzen. Mangelhaft/unglücklich orientierte Personen gehen nicht leicht neue Beziehungen ein; geben Sie ihnen mindestens zwei Wochen Zeit zu trauern, in Erinnerungen zu schwelgen, bis sie sich mit Ihrem/r Nachfolger/in abfinden.

Beispiel für Validation im Stadium I

Personen: Herr Frank, 96, ein neuer Heimbewohner; eine 52jährige, in Validation ausgebildete Krankenpflegerin

Ort: die Pflegeabteilung

Zeit: 10.30 Uhr vormittags, der aktivste Moment des Tages, an dem Patienten am ehesten klar denken können

Ziel: Eine Vertrauensbasis aufbauen, damit Herr Frank die Krise überwindet, die er durch den Austritt aus der Gesellschaft und den Einzug ins Heim durchmacht. Ihm bei seinen Bemühungen helfen, zurückgedrängte Wut und Kränkung auszudrücken.

Anamnese: Herr Frank hatte vor 10 Jahren einen leichten Schlaganfall. Er leidet am linken Knie an der Paget'schen Krankheit (Osteochondron). Vor kurzem wurde er an der Prostata operiert. Er sieht schlecht, sein allgemeiner Gesundheitszustand ist aber gut. Seine psychiatrische Diagnose lautet: Senile Demenz vom Typus Alzheimer mit paranoiden Wahnvorstellungen.

Soziale Umstände: Seine Nichte erzählt, daß seine Eltern sehr streng waren. Er ist geschieden, hat keine engen Freunde; sein Vater hat angeblich immer zu ihm gesagt, er sei nichts wert, in der Schule soll er nicht besonders gut gewesen sein. Er lebte recht und schlecht von seinem Gehalt als Schneider. Sein Hobby ist das Wandern. Nach einer Prostataoperation beschuldigte er den Chirurgen, ihn kastriert zu haben; er ist auf alle Autoritäten böse.

Beobachtungen der VA: Herr Frank sitzt steif, der Kiefer steht hervor, die Augen sind zusammengekniffen, Wangenmuskeln und Unterlippe sind gespannt, er atmet tief. Mit den Händen klammert er sich an den Stock, als wolle er sich schützen. Niemand darf den Stock anfassen, auch nicht, wenn er ißt. Er spricht mit tiefer, scharfer, beschuldigender Stimme. Wird er angesprochen, blickt er nach unten. Wenn er sich ärgert, treten die Adern am Hals hervor. Seine Bewegungen im Raum sind schnell, krampfartig und direkt.

Einschätzung: Alle Anzeichen verweisen auf Stadium I – Leugnen, Beschuldigen, gelegentliche Desorientierung. Seine wiederholten Wutanfälle gegenüber männlicher Autorität zeugen von seinem Bedürfnis, verdrängten Ärger herauszulassen. Sein Stock verkörpert Potenz. Er bevorzugt den kinästhetischen Sinn. Seine unbewältigte Lebensaufgabe ist Rebellion. Da er nie mit irgend jemandem Intimität geteilt hat, wird es schwierig sein, sein Vertrauen herzustellen. Er braucht mindestens einmal am Tag 10–15 Minuten strukturierte, konsequente Validation.

Validation: Die VA wird Herrn Frank nicht mit gefühlsbetonten Worten bedrohen. Sie spricht in respektvollem sachlichen Ton, gibt ihm die Hand und bleibt außerhalb seiner Privatsphäre. Nur für einen Moment trifft sie seinen Blick, sie stellt ihn weder mit Worten noch mit den Augen auf die Probe. Sie spricht ihn beim Familiennamen an, aus Respekt vor seinem Alter und seiner Lebenserfahrung. Sie schaut niemals zu ihm herab, sondern sitzt auf gleicher Höhe neben ihm. Sie widerspricht nie, selbst wenn seine Fakten oft „falsch" sind.

Herr F.: „Dieser verdammte Scheinheilige, der Herr Doktor." (Spuckt angeekelt auf den Boden.)

VA: „Wer ist der Herr Doktor?" (Technik 2)

Herr F.: „Dieser Dreckskerl haßt mich. Er legt Kacke in mein Zimmer, damit ich hinfalle. Schüttet überall Abfall hin. Reißt dann alle Seiten aus meinem Kalender, so daß ich nicht mehr weiß, welcher Feiertag gerade kommt."

VA: „Er treibt Sie zum Wahnsinn?" (Technik 4, kinästhetisch)

Herr F.: „Er tut es absichtlich."

VA: „Sie meinen, er möchte Sie ärgern?" (Technik 3)

Herr F.: „Ja."

VA: „Macht er das jeden Tag?" (Technik 5)

Herr E: „Nicht nur am Tag, auch in der Nacht. In der Nacht ist es am schlimmsten. Er läßt mich nicht schlafen. Er hat mich mit jemandem ins Zimmer gesteckt, der schnarcht und die ganze Nacht die Wasserspülung benutzt."

VA: (Technik I – nicht lachen) „Können Sie auch manchmal die ganze Nacht durchschlafen?"

Herr F.: „Wenn Sie Nachtdienst haben. Aber das ist nur einmal im Monat."

VA: „War das schon immer so?" (Technik 7)

Herr F.: „Als ich bei meiner Nichte lebte, konnte ich schlafen. Sie erinnern mich an sie. Sie las mir immer ein paar Minuten aus der Bibel vor. Dann konnte ich schlafen."

VA: „Haben Sie eine Bibel?"

Die VA hat nun eine vertrauensvolle Beziehung zu Herrn Frank aufgebaut, weil sie ihn nicht mit der Realität konfrontierte, sondern in seine eintrat. Sie half ihm, eine eigene Lösung für sein Schlafproblem zu finden und seinen Ärger gegenüber Autoritäten auszudrücken. Nach sechs Wochen zehnminütiger, täglicher Einzel-Validation tritt eine Veränderung ein. Die nun ausgedrückte Wut wird geringer. Die VA muß nur zuhören, nicht urteilen. Herr F. wird mit konstanter Validation in Stadium I bleiben und nicht in Stadium II gelangen. Er wird jedoch nie mit den Beschuldigungen aufhören, sondern bis zum Lebensende mit seinen unbewältigten Aufgaben beschäftigt sein. Je besser er sich allerdings fühlt, desto weniger wird er Autoritäten beschuldigen, da er sich nicht mehr ständig als Opfer fühlen muß.

Techniken für Stadium II: Zeitverwirrtheit

1. Finden Sie Ihr Zentrum.
2. Verwenden Sie Fragen nach „wer, was, wo, wann, wie“, fragen Sie niemals „warum“.
3. Wenden Sie die Technik des Umformulierens an.
4. Wenden Sie sich an das bevorzugte Sinnesorgan des Patienten.
5. Polarität: fragen Sie nach dem Extrem.
6. Berührungen: Bewegen Sie sich in den unsichtbaren Kreis hinein, der uns alle beschützt. Patienten in Stadium II brauchen fürsorglichen und intensiven Körperkontakt, sie benötigen die Anregung durch jemand anderen, um schlafende Nervenzellen zu reaktivieren. Da das Seh- und Hörvermögen wesentlich beeinträchtigt ist, muß man sehr nahe an sie herantreten, um von ihnen gesehen oder gehört zu werden. Wenden Sie sich frontal an die Personen, von der Seite könnten sie erschrecken, da die Menschen in Stadium II meist nicht mehr aus den Augenwinkeln sehen können (peripheres Sehen).
7. Halten Sie echten, direkten, längeren Blickkontakt, berühren Sie mit den Augen. Benützen sie einen Hocker oder gehen Sie in die Kniebeuge, wenn die Person im Rollstuhl sitzt, um direkten Blickkontakt herzustellen.
8. Sprechen Sie mit klarer, tiefer, warmer, liebevoller Stimme. Scharfe Klänge können Rückzug oder Ärger hervorrufen. Hohe, schwache und sanfte Töne werden wegen des Gehörschadens nicht wahrgenommen. Setzen Sie Ihr Zwerchfell ein, lassen Sie eine fürsorg-

liche, klare Stimme hören. Die Stimme löst Erinnerungen an vertraute Personen aus. Halten Sie während des Sprechens Augenkontakt und berühren Sie den Patienten; um antworten zu können, braucht er die Kombination von Stimulation aus Berührung, Blickkontakt und Stimme. Sprechen Sie nicht, ohne zu berühren; sprechen Sie nicht mit dem Rücken zu ihm, das könnte Angst vor dem Unbekannten hervorrufen.

9. Beobachten Sie Emotionen. Personen in Stadium II drücken ihre Gefühle frei aus, die Worte brechen aus ihnen hervor. Sie müssen jetzt mehr auf emotionaler denn auf verbaler Ebene kommunizieren. Nur aufmerksames Beobachten der körperlichen Charakteristika führt zu einer objektiven Einschätzung der Gefühle.
10. Passen Sie Ihren Gesichtsausdruck, Ihren Körper, Atem und Stimme den Gefühlen des Patienten an. Es wird Ihnen leichter fallen, wenn Sie sich an die Momente Ihres Lebens erinnern, als Sie selbst genauso fühlten. Es gibt nur vier ungemischte menschliche Emotionen, die wir alle – mit unterschiedlicher Intensität – erfahren haben:
    Liebe/Vergnügen/Freude/Sex
    Ärger/Wut/Haß/Mißvergnügen/Aggression
    Angst/Schuld/Scham/Beklemmung
    Trauer/Elend/Kummer
11. Reagieren Sie mit Gefühl auf die Emotionen des Patienten. Ein Beispiel: Eine Frau rast aus dem Zimmer mit den Worten: „Meine Mutter braucht mich." Sie schaut hinauf, weg vom VA. Mühsam und tief atmend schleppt sie sich mit gespitzter Unterlippe, eingezogenem Hals und geballten Fingern durch die Türe. VA: „Sie sind besorgt. Ist Ihre Mutter alleine?"
12. Mehrdeutigkeit. Verwenden Sie „er", „sie", „es", „sie", „etwas" oder „jemand". Wenn ein Patient nicht mehr korrekte Wörter verwendet und Sie nicht verstehen, was er sagen möchte, benutzen Sie unbestimmte Fürworter für jene Worte, die Sie nicht verstehen. Sie müssen nicht die Bedeutung jedes Wortes verstehen.
    Patient: „Flu Flu ist nicht nach Hause gekommen."
    VA: „Glauben Sie, ihm ist etwas passiert?"
13. Suchen Sie einen Zusammenhang zwischen Verhalten und den Bedürfnissen. Nach der humanistischen Psychologie gibt es drei menschliche Grundbedürfnisse:

Sich sicher/geschützt/geliebt fühlen
Nützlich/aktiv/tätig sein
Spontane Gefühle ausdrücken können und gehört werden.
Ein ehemaliger Farmer blickt ängstlich aus dem Fenster, dann auf die Uhr. Er sagt: „Ich muß nach Hause gehen."
VA: „Müssen Sie die Kühe melken?" So bestätigen sie sein Bedürfnis, nützlich zu sein.

14. Verwenden Sie Musik. Bekannte, in der Kindheit erlernte und immer wieder gesungene Lieder bleiben für immer im Gedächtnis. Wenn der VA eine bekannte Melodie singt, werden Zeitverwirrte sofort einstimmen.

Beispiel für Validation im Stadium II

Personen: Frau Gate, 96 Jahre; ihre 52jährige, in Validation ausgebildete Tochter
Ort: die Wohnung der Tochter
Zeit: 2 Uhr früh

Frau G.: (Zieht Kleider aus der Kommode.) „Es ist nicht hier. Die Spaghetti sind durcheinander, kein Platz in diesem Grab."
Tochter: (Berührt die Mutter am Arm, schaut ihr in die Augen und sagt mit tiefer, liebevoller Stimme:) „Spaghetti?" (Techniken 3, 6, 7, 8)
Frau G.: „Meine Spaghetti sind durcheinander." (Zeigt auf ihren Kopf.) „Hol Papa, hol Papa."
Tochter: „Du meinst, dein Gehirn ist durcheinander? Du fühlst dich in deinen Spaghetti verwirrt?" (Technik 13)
Frau G.: „Ja, ja." (Schaut erleichtert.) „Papa kann meine Spaghetti in Ordnung bringen."
Tochter: „Papa hat deine Spaghetti immer in Ordnung gebracht. Du vermißt Papa sehr. Hast du ihn gerade gesucht?" (Zeigt auf die Kommode.) (Technik 11, 13)
Frau G.: „Er ist nicht hier. Er ist nirgends. Er hat das Schiff verlassen."
Tochter: „Er hat es verlassen?" (Technik 12) „Und du warst ganz alleine?"
Frau G.: „Ganz alleine."
Tochter: (Berührt ihren Hinterkopf mit kreisförmigen Bewegungen der Fingerkuppen.) „Als Papa bei dir war, warst du nie allein? Jetzt fühlst du dich allein." (Technik 6, 11)

Frau G.: (Lächelt ihrer Tochter zu.)
Tochter: (Singt ein Lied, das ihr Vater häufig sang.)
Frau G.: (Singt alleine, erinnert sich an jedes Wort.)

Frau G. verwendet lebendige Bilder und teilt ihre Gefühle der Liebe mit der Tochter. Die echte Fürsorge der Tochter löst ein tröstliches Gefühl aus. Aus einer Minute wirklicher Zeit werden 50 Jahre Gefühlszeit.

Die Tochter redet weiter mit ihrer Mutter, während sie diese ins Bett zurückbringt. Sie belügt die Mutter nie, indem sie sagt: „Papa lebt noch"; sie drängt ihr auch nicht die Tatsache auf, daß der Vater tot ist. Ihre Mutter hat beschlossen, seinen Tod zu vergessen; sie muß ihn zum Leben erwecken, um die Einsamkeit zu ertragen. Auf der Ebene des Unbewußten weiß Frau Gate, daß ihr Mann tot ist.[54] Hätte die Tochter auf diese schmerzliche Tatsache hingewiesen, so hätte Frau G. sich zurückgezogen oder wäre böse geworden. Die Tochter hat den Vater als Symbol für Liebe und Sicherheit eingesetzt.

Die Tochter sollte immer, wenn ihre Mutter zeitverwirrt wird, 5 bis maximal 10 Minuten Validation anwenden. Die Beziehung bleibt intakt, die Mutter verwendet korrekte Wörter und verfällt nicht in sich ständig wiederholende Bewegungen.

Techniken für Stadium III: Sich wiederholende Bewegungen

Die Techniken 2 bis 5 sind verbal und werden nur angewandt, wenn die Person auf verbaler Ebene kommunizieren kann.

1. Finden Sie Ihr Zentrum.
2. Verwenden Sie Fragen mit „wer", „was", „wann", „wo", „wie", niemals „warum".
3. Formulieren Sie um, wiederholen Sie.
4. Sprechen Sie das bevorzugte Sinnesorgan an.
5. Polarität: Fragen Sie nach dem Extrem.
6. Sie müssen mit Berührungen beginnen. Von Bedeutung ist, wo Sie die Person berühren. Frühe, emotional gefärbte Erinnerungen sind in den oberen Gehirnregionen für immer eingeprägt. Sie können also eine wichtige Beziehung zu Ihrem Patienten in Stadium III herstellen, wenn Sie ihn so berühren, wie er als Kind von einer geliebten Person berührt wurde. In meiner jahrzehntelangen Praxis habe ich folgende Erfahrungen gesammelt:

- Leichte kreisförmige Bewegungen mit der Handfläche auf der oberen Wange stimulieren Gefühle des „Von-einer-Mutter-Umhegtseins", einen vertrauten Reflex des „Wurzeln-Habens".
- Eine kreisförmige Bewegung der Fingerkuppen mit mittlerem Druck auf dem Hinterkopf stimuliert Gefühle des „Vom-Vater-Umhegtseins", als das Kleinkind vom Vater auf dem Kopf getätschelt wurde.
- Entlang der Wange mit der Handfläche streichen, mit dem kleinen Finger unter dem Ohrläppchen, mit beiden Händen eine sanfte Streichbewegung den Kiefer entlang, stimuliert Gefühle des „Ehepartner/Geliebten", einer sexuellen Beziehung.
- Kleine kreisförmige Bewegungen mit gekrümmten Fingern auf dem Nacken, mit beiden Händen, stimulieren Gefühle des „Vater- oder Muttersein", des Berührens eines Kindes.
- Eine reibende, kräftige Bewegung mit der ganzen Hand auf der Schulter und den Schulterblättern stimuliert das Gefühl, „ein Bruder/Schwester oder guter Freund" zu sein, eine geschwisterliche Beziehung. Berührungen mit den Fingerspitzen an der Innenseite der Waden stimulieren ein Versorgen von Tieren wie Pferd oder Kuh.

7. Halten Sie echten, direkten, längeren Blickkontakt.
8. Sprechen Sie mit klarer, tiefer, fürsorglicher Stimme.
9. Beobachten Sie die Emotionen.
10. Passen Sie sich den Gefühlen des Patienten an.
11. Sprechen Sie seine Emotionen mit Gefühl an.
12. Verwenden Sie Mehrdeutigkeit, unbestimmte Personalpronomen.
13. Suchen Sie einen Zusammenhang zwischen Verhalten und Bedürfnissen. In diesem Stadium wird das Bedürfnis nach Liebe oft durch Falten, Wiegen, Spitzen der Lippen zu einem schnalzenden Geräusch geäußert. Das Bedürfnis, nützlich zu sein, wird durch Muskelbewegungen des früheren Jobs ausgedrückt. Das Bedürfnis, spontane Gefühle zu zeigen, wird durch Schreien, Fluchen, Klopfen oder Weinen geäußert. Schlagen Sie bitte in der Liste der Symbole von S. 49 bis 52 nach, sie sind besonders wichtig, wenn Menschen ihr Verhalten nonverbal äußern.
14. Verwenden Sie Musik. Wenn Menschen nicht sprechen, kann man mit ihnen durch Singen bekannter Lieder, Gebete, durch vertraute Gedichte und Kinderreime kommunizieren.

15. Spiegeln. Ahmen Sie die Körperbewegungen, das Atmen nach. Achten Sie auf die Augen, die Position der Unterlippe, auf Hand und Fußbewegungen und auf Klänge, und zwar ohne zu beurteilen, befangen oder herablassend zu sein. Es ist kein Spiel; Menschen in diesem Stadium sind keine Kinder. Ihre Aufgabe ist es, die Ursache für dieses Verhalten zu begreifen, um Ihr Verhalten mit den Bedürfnissen des Menschen nach Liebe, Identität oder Gefühlsäußerungen in Bezug zu setzen.

Ein Beispiel: Ein Mann sitzt im Rollstuhl, er schlägt immer wieder mit der Faust auf die andere, geöffnete Hand. Die VA nähert sich von vorne, beugt sich zu ihm auf Augenhöhe herab und beginnt mit ihrer Faust im gleichen Rhythmus und mit der gleichen Stärke in die andere Hand zu schlagen. Sie nimmt seinen Atemrhythmus an (schnell, oberflächlich oder tief), seinen Gesichts- und Augenausdruck. Nach 30 Sekunden hält der Mann inne und schaut sie an. Sie hört ebenfalls auf. Sie halten fünf Sekunden ruhigen Blickkontakt. Die VA sagt, was sie empfindet: „Sie arbeiten schwer." Der Mann antwortet: „Stimmt genau."

Speziell für Patienten in Stadium III wurde von Isabelle Vardon und Dr. Everett Smith eine Validations-Schürze entworfen. Die Schürze ist mit mehreren Klettverschlüssen versehen, so daß die Patienten den ganzen Tag damit arbeiten können. Jede Schürze ist mit individuellen Accessoires ausgestattet. Eine ehemalige Serviererin wird z.B. eine Tasche mit Servietten zum Falten bekommen; ein früherer Banker eine Mappe mit Spielgeld zum Zählen; eine ehemalige Sekretärin einen Schreibblock mit Kugelschreiber. (Die Validations-Schürze kann man bestellen bei Vardon und Smith in Northwood Care Inc., 2615 Northwood Terrace, Halifax, Nova Scotia, B3K 3S5, Canada)

Beispiel für Validation im Stadium III

Personen: Frau Mint, 93 Jahre; eine 22jährige, in Validation ausgebildete Altenpflegerin

Ort: Badezimmer des Pflegeheimes, Frau Mint geht ängstlich auf und ab

Zeit: 20 Uhr abends

Frau M.: (Tränen strömen über ihre Wangen.) „Fetzlet, Fetzlet." (Sie schaut unter die Klomuschel, das Waschbecken, den Schrank.)

VA: (geht auf Frau Mints Atem, Tonhöhe, Hand- und Fußbewegungen ein.) „Sie sind weg? Sie können sie nicht finden?" (Technik 9, 10, 12, 15)

Frau M.: „Alle sind weg. Ich habe es gefudet und es ist gefitzt." (Das Weinen wird heftiger.)

VA: (berührt Frau M. sanft am Nacken) „Sie vermissen es so sehr." (Die Stimme der VA spiegelt Frau Mints Einsamkeit und Verzweiflung wider.) (Technik 6, 10, 11, 12, 13)

Frau M.: (stellt Bewegungen ein und schaut die VA traurig an.)

VA: (hält den Blick 20 Sekunden fest, geht auf den traurigen Blick von Frau M. ein, legt sanft den Arm um Frau M. und streicht ihr über den Nacken, die Schultern, und beginnt zu singen „Jesus liebt mich" (Technik 7, 9, 10, 15)

Frau M.: (singt das ganze Lied mit. Sie weint, hört dann zu weinen auf, lächelt die VA an und streicht ihr übers Haar.) „Was für ein nettes Mädchen!"

Frau Mint hat nie geweint, als ihr drittes Kind an Lungenentzündung starb. Ihre Tochter berichtet, die Mutter habe selten Gefühle gezeigt. Im hohen Alter heilt sich Frau M. selbst, indem sie über ihr totes Kind weint. In diesem Stadium braucht sie jemanden, der ihr zuhört, wenn sie zum ersten Mal ihren Kummer äußert.

Es ist hart, jemanden weinen zu lassen, vor allem wenn das Weinen immer stärker wird. Die VA verletzt die alte Frau nicht, wenn sie sie weinen läßt. Weh tut es, wenn die Gefühle drinnen bleiben müssen. Die VA hilft Frau Mint, Frieden zu finden. Gefühle auszudrücken und validiert zu werden, wird ihr helfen. Und schließlich wird die VA zum Ersatz für Frau Mints Tochter.

Techniken für Stadium IV: Vegetieren

1. Suchen Sie Ihr Zentrum.
2. Berühren Sie die Person.
3. Versuchen Sie, Blickkontakt zu bekommen, was sehr schwierig ist. Wenn Sie Blickkontakt haben, waren Sie erfolgreich.
4. Sprechen Sie mit aufrichtiger, fürsorglicher Stimme.
5. Verwenden Sie mehrdeutige Pronomen.
6. Stellen Sie einen Bezug zwischen Verhalten und Bedürfnissen her.
7. Verwenden Sie Musik.

Es ist wichtig, daß Sie die sozialen Daten einer Person in diesem Stadium kennen, da dies der einzige Anhaltspunkt für Sie ist. Die Person zeigt keine emotionalen „Affekte“; es gibt keine äußeren Zeichen, die auf das Innenleben verweisen. Wir vertrauen jedoch darauf, daß im Inneren etwas vor sich geht. Validations-Ziele von Stadium IV sind:

- Blickkontakt
- Mienenspiel
- Irgendeine emotionelle Reaktion: Singen, Lächeln, Weinen
- Irgendeine körperliche Bewegung: der Hände, der Füße

Beispiel für Validation im Stadium IV

Personen: Herr Simons, 88 Jahre; Physiotherapeutin, 32 Jahre
Ort: Herrn Simons Zimmer, er wird künstlich ernährt
Zeit: 10.30 Uhr vormittags

Herr Simons liegt mit geschlossenen Augen im Bett, er atmet langsam und mühsam, macht keine Bewegungen. Seine Augen flackern ab und zu. Die Therapeutin reibt sanft seine Wadenmuskeln, sie weiß, daß er auf einer Ranch gearbeitet hat. Sie singt „Home, Home on the Range“.

Herrn Simons Lider blinzeln, er öffnet die Augen aber nicht. Sie singt noch eine Minute, verläßt dann sein Zimmer. Drei Stunden später kehrt sie zurück, wiederholt das Massieren und Singen. Herr Simons öffnet die Augen. Die VA beugt sich zu ihm, um Blickkontakt zu halten und rückt so nahe, daß Herr Simons sie beim Singen sehen kann. Jetzt berührt sie sanft seinen Hals mit der Handfläche und singt weiter. Herr Simons schließt die Augen erst, als sie aufhört. Sie geht hinaus.

Diese Von-Person-zu-Person-Validation sollte sechs Mal am Tag eine Minute lang bis zum Lebensende stattfinden. Am besten durch ein Validations-Team.

Typische Fehler und Reaktionen

Dieser Abschnitt soll Ihnen zeigen, daß Sie einen Fehler wieder gutmachen können. Alte Menschen sind weise, sie werden Fehler verzeihen.

Fehler: Sie stufen eine Person aus Stadium I in Stadium II ein und beginnen über emotionale Angelegenheiten zu sprechen.
Reaktion: „Haben Sie nichts besseres zu tun?“ Die Person wird Sie und das Thema beiseite schieben, vielleicht auch böse werden.
Korrektur: Verwenden Sie „wer“, „was“, „wo“, „wann“, „wie“. Sagen Sie: „Was meinen Sie, sollte ich tun?“ Das wird Ihnen helfen, das Thema zu wechseln, und die Beziehung bleibt erhalten.

Fehler: Sie berühren jemanden, der dies nicht möchte.
Reaktion: Die Person weicht zurück, wenn Sie sie berühren.
Korrektur: Sie wissen, daß die mangelhaft/unglücklich orientierte Person Angst vor Intimität hat. Verwenden Sie Polarität und sagen Sie: „Was stört Sie am meisten bei Menschen, die sich in Ihre Angelegenheiten einmischen?“ Oder verbalisieren Sie das Verhalten: „Sie sind ein unabhängiger Mensch, nicht wahr?“

Fehler: Jemanden nicht berühren, der Berührung braucht.
Reaktion: Die Person reagiert nicht auf Ihre Fragen.
Korrektur: Berühren Sie sie, wie es sich für Stadium II oder III empfiehlt. Oder falls Sie sie berührt haben, berühren Sie sie an einer anderen Stelle; aufgrund der schlechten Durchblutung könnte sie nichts gespürt haben.

Fehler: Mit sanfter, kindlicher oder schroffer Stimme sprechen.
Reaktion: Keine.
Korrektur: Denken Sie an jemanden, den Sie gerne mögen und Ihre Stimme wird liebevoll, erwachsen und beruhigend klingen. Prüfen Sie, ob Sie für die Person laut genug sprechen.

Fehler: Sie haben sich außerhalb des Gesichtsfelds der Person begeben.
Reaktion: Die Person antwortet nicht oder setzt ihr Klopfen, Auf- und Abgehen, Schreien fort.
Korrektur: Kommen Sie näher, direkt vor die Person. Im allgemeinen haben alte Leute kein peripheres Sehen.

Fehler: Ihre Bewegungen stimmen nicht mit Ihren Worten überein. Sie fragen eine Person, die das Gebäude verlassen möchte: „Müssen Sie nach Ihrer Mutter sehen?“ und packen Sie gleichzeitig fest am Arm.

Reaktion: Die Person versucht weiter hinauszugehen oder schüttelt Sie ab.

Korrektur: Gestehen Sie sich Ihr eigenes Bedürfnis ein, sie festzuhalten, damit sie bleibt. Stecken Sie Ihre Bedürfnisse weg und schlüpfen Sie in die des alten Menschen. Spiegeln Sie dessen Gang, fangen Sie dessen Atemrhythmus, den Ausdruck seiner Augen auf und sprechen Sie die Emotion laut aus.

Fehler: Sie sehen eine Person, die ihren Ärger oder ihren Kummer ausagiert, und fragen sie: „Sie scheinen verärgert (traurig) zu sein. Sprechen wir darüber!“

Reaktion: Die Person ignoriert Sie.

Korrektur: Hören Sie auf, den Therapeuten zu spielen. Die Person möchte nicht analysiert werden; spiegeln Sie ihr Verhalten, setzen Sie mehr Ihr Gefühl ein. Fassen Sie die Gefühle von Personen, die nicht sprechen können, in einem Lied zusammen.

Fehler: Sie verwenden Worte, die nicht dem vorgebrachten Sinn entsprechen. Eine alte Frau sagt: „Ein Mann macht die ganze Nacht Lärm.“ Sie fragen: „Wie sieht er aus?“

Reaktion: „Ich weiß es nicht, ich habe ihn nicht gesehen.“ Es ist schwieriger für die Person, auf Ihre Fragen zu antworten.

Korrektur: Sie fragen: „Wie laut war der Lärm? Wie hat er geklungen? War es ein Knall?“

Fehler: Die Person mit Herablassung behandeln. Eine Frau sagt: „Ich muß meine Mutter besuchen, sie ist sehr krank.“ Ihre Antwort: „Der Arzt ist hier, man wird ihr Medizin geben und sie wird O.K. sein.“

Reaktion: „Nein, ich muß sie jetzt gleich sehen. Sie braucht mich.“

Korrektur: Spiegeln Sie die Emotion und wiederholen Sie ihre Worte, wobei Sie den bevorzugten Sinn ansprechen. „Sie machen sich Sorgen um Ihre Mutter. Ist sie sehr blaß?“

Fehler:	Eine gutgemeinte Lüge. Eine alte Frau sagt: „Ich sehe einen Mann unter meinem Bett.“ Sie antworten: „Sieht er nicht toll aus?“
Reaktion:	Rückzug; tief innen, auf der Ebene des Unbewußten, weiß die Frau, daß unter ihrem Bett kein Mann liegt und daß Sie sie herablassend behandeln.
Korrektur:	Fragen Sie: „Wie sieht er aus?“ und gehen Sie zu anderen verbalen Techniken über.
Fehler:	Sie wollen den Patienten analysieren oder zur Einsicht bringen. Die Person sagt: „Die in der Küche vergiftet mein Essen.“ Ihre Frage: „Erinnert sie Sie an Ihre Mutter?“ versucht der Frau zu zeigen, daß sie die Gefühle, die sie ihrer Mutter gegenüber hat, auf die Köchin projiziert. Sie haben diese Information von der Tochter.
Reaktion:	„Meine Mutter war eine phantastische Köchin! Sie hätten ihr Essen kosten müssen.“
Korrektur:	Wenden Sie eine andere verbale Technik an. Beispiel: „Wie schmeckt das Essen? Welche Mahlzeit ist am schlechtesten, Frühstück oder Mittagessen?“
Fehler:	Sie kommen nicht wieder, obwohl Sie es versprochen haben.
Reaktion:	Die Person sagt zu einer/m anderen VA: „Man kann ihr nicht vertrauen, sie hat mir versprochen, um halb vier zu kommen, und jetzt ist sie nicht da.“
Korrektur:	Sagen Sie bei Ihrer Rückkehr: „Unpünktlichkeit ist schrecklich. Es tut mir leid, daß ich zu spät komme. Was glauben Sie, was passiert ist, daß ich zu spät bin? Ist das früher schon mal vorgekommen?“
Fehler:	Sie haben Angst, etwas Schreckliches aufzudecken, deshalb fragen Sie nicht und verwenden keine Berührungen. Die Patientin weint, Sie trösten sie mit: „Ist schon in Ordnung. Alles wird wieder gut.“
Reaktion:	Die Patientin wird entweder weiter weinen und überhaupt nicht auf Sie reagieren oder ihre Emotionen zurückhalten, um Ihnen zu gefallen.
Korrektur:	Sagen Sie: „Sie haben geweint. Ist es so schlimm?“ Vertrauen Sie darauf, daß alte Menschen sich aus Selbstschutz nicht von Ihnen in einer Wunde herumbohren lassen.

Fehler: Sie haben lange Zeit mit einer mangelhaft orientierten Person gearbeitet, die behauptete, die Nässe in ihrem Bett stamme von Tropfen von der Zimmerdecke. Als sie damit aufhörte, stellten Sie Ihre Besuche ein. Ein Jahr später, nachdem ihre Tochter 3000 km weit weggezogen war, klagt die Frau wieder über die tropfende Decke. Es war ein Fehler, Ihre Besuche einzustellen. Auch wenn sie keiner Validation bedurfte, brauchte sie die Beziehung zu Ihnen. Das Fortgehen ihrer Tochter löste die Erinnerung an jene Zeit aus, als sie inkontinent wurde. Die heutige Angst, ihr Kind zu verlieren, ist die gleiche, wie die Furcht, die Kontrolle über die Schließmuskel zu verlieren. Die Umstände sind anders, die Ängste die gleichen.

Korrektur: Kommen Sie wieder und fangen Sie wieder mit Validation an, brechen Sie aber nicht den Kontakt ab, wenn das Tropfen aufhört.

IV. Validations-Gruppen

Sieben Schritte

Voraussetzung für die Gruppenarbeit ist das Schaffen einer Atmosphäre der Geborgenheit, in der Menschen einander vertrauen lernen, um:

- ihre Gefühle auszudrücken
- miteinander verbal und nonverbal zu kommunizieren
- allgemeine Probleme zu lösen
- in sozialen Rollen zu agieren
- Kontrolle zu erlernen
- Selbstwertgefühl zu gewinnen

Dieses Prinzip ist nicht nur für Validationsgruppen von Bedeutung, es gilt für alle kleinen Gruppen.[55]

Der/Die Leiter/in einer Validationsgruppe:

- stellt einen physisch sicheren Ort mit Privatsphäre für die Treffen bereit
- sorgt für einen psychologisch sicheren Ort, wo Menschen einander nicht verletzen können – fördert die Interaktion zwischen den Gruppenmitgliedern
- legt in einfachen, kurzen Worten und klaren Sätzen zwei Alternativen eines Problems dar
- entwickelt eine rituelle Struktur, bestehend aus Beginn, Mitte und Ende
- weist jedem Gruppenmitglied eine vertraute soziale Rolle zu, die Würde wiederherstellt und keine Angst verursacht
- wertet den Fortschritt aus
- koordiniert die Unterstützung durch das Personal und die für jedes Treffen erforderlichen Mittel

Ziele einer Validationsgruppe sind die Stimulanz von:

- Energie
- sozialen Rollen
- Identität
- Interaktion
- verbalem Verhalten
- sozialer Kontrolle
- Wohlbehagen und Glück

Eine Gruppe sollte auch:

- Angst reduzieren
- Vegetieren verhindern
- die Anwendung von Beruhigungsmitteln und Zwangsmaßnahmen verringern
- die Gefahr des Burn-out bei Personal und Angehörigen vermindern

Eine Gruppe funktioniert gut mit zeitverwirrten Personen und solchen mit sich wiederholenden Bewegungen. Personen in Stadium II und III haben wenig Energie und Konzentrationsvermögen für Gespräche unter vier Augen. In einer Gruppe schauen Menschen einander an, sitzen nahe beieinander, berühren sich beim Tanzen und Händehalten. Energie verteilt sich im Raum. Die Gruppe beschwört Erinnerungen an Rollen in der Familie, an frühere Gruppenrollen und soziales Verhalten herauf. Die Menschen beginnen zuzuhören, und das Sprechvermögen wird besser. Sie sorgen sich um den anderen, als Vorbild dient ihnen das Pflegepersonal. Sie teilen gemeinsam Probleme und können dadurch auch Konflikte der anderen lösen. Sie gewinnen ihre Würde wieder, weil sie ihr Leben besser in den Griff bekommen. Sie validieren einander.

Mangelhaft/unglücklich orientierte Personen, die Angst vor Gefühlen haben und sich den Verlust ihres Kurzzeitgedächtnisses nicht eingestehen können, gehören nicht in eine Validationsgruppe. Der/die VA müßte eine solche verwirrte Person, die oft weint, klagt oder andere Gruppenmitglieder für ihre Fehler verantwortlich macht, in die Schranken weisen. Sie könnte erst nach erfolgreicher Einzelarbeit in eine Gruppe aufgenommen werden. Dann könnte sie von einer realitätsorientierten Gruppe profitieren, die sich nicht sofort auf Fakten der Gegenwart bezieht: z. B. eine Gruppe, die laufende Ereignisse zusammenfaßt; oder ein Gremium der Bewohner, das Veränderungen im Management des Heims vorschlägt; eine aufgabenorientierte Gruppe, die sich mit Backen, Kochen, Blumenstecken etc. beschäftigt; eine Remotivierungs-Gruppe oder eine Erinnerungsgruppe, die nicht auf Emotionen besteht (siehe auf S. 100 die Beschreibung einer Remotivierungs-, Erinnerungs- und Realitätsorientierungs-Gruppe). Eine mangelhaft orientierte Person kann den VA als Assistent unterstützen, nicht aber Gruppenmitglied werden.

Schritt 1: Kennenlernen

Schätzen Sie das Stadium der Desorientierung genauso ein, wie Sie es bei individueller Validation machen würden. Beobachten Sie die körperlichen und psychologischen Charakteristika; stellen Sie Fragen zur Vergangenheit; bringen Sie viel über die Person in Erfahrung. Verwenden Sie den Fragebogen „Auswahl der Teilnehmer einer V-Gruppe" auf S. 118 und den „Arbeitsplan für individuelle Validation" auf S. 115. Der Erfolg einer Gruppe hängt wesentlich davon ab, wie gut Sie die einzelnen Personen kennen.

Schritt 2: Auswahl der Mitglieder

Bei der Auswahl der Mitglieder müssen Sie folgendes von jeder Person wissen:

- Welche soziale Rolle würde zu ihr passen? Ein ehemaliger Prediger könnte vorbeten, eine Ex-Hausfrau die Gastgeberin, ein ehemaliger Sänger im Kirchenchor der Vorsänger sein.
- Welches Ziel stellen Sie sich für die Person? Zum Beispiel: weniger weinen, besserer Gang, Blickkontakt mit anderen, größeres Sprachvermögen etc.
- In welchem Stadium ist die Person meistens?
- Welches Thema oder welche unbewältigte Aufgabe wird sie interessieren? Der unbewältigte Kummer über den Tod eines Kindes, eine unglückliche Ehe oder der Verlust des Ehepartners?
- Auf welche Musik reagiert die Person? Sang sie im Kirchenchor, im Männergesangsverein?

- Kann die Person gehen? Etwas Schwereres tragen? Sie müssen Einsicht in die Krankengeschichte nehmen.
- Welche Chancen hat sie für eine Beziehung mit anderen? Wo sollte sie sitzen? Eine Frau, die ihren Mann vermißt, sollte neben einem Mann sitzen, der seine Frau vermißt; eine Frau mit präseniler Alzheimer sollte neben einer fürsorglichen Person sitzen.

Verwenden Sie den Fragebogen auf S. 118 „Auswahl der Teilnehmer einer V-Gruppe". Bestimmen Sie fünf bis zehn Personen in Stadium II und III. Sie brauchen dazu folgende Personen:

- Eine Person in Stadium II mit Führungseigenschaften (Leiter einer Freiwilligengruppe, ein „Clubmensch", ein Geschäftsmann)
- Eine weise, mütterliche Person aus Stadium II
- Vier bis fünf Personen aus Stadium II, die gerne sprechen. Sie können präsenile Alzheimer-Patienten auswählen, deren Verhalten vorhersehbar ist und die den anderen nicht aggressiv kommen.
- Nicht mehr als zwei Personen aus Stadium III. Sie sollen auf die Berührungen des VA unmittelbar reagieren. Ständige, sich wiederholende Bewegungen können das Treffen beeinträchtigen und die ganze Gruppe in Angst versetzen.
- Mangelhaft orientierte Personen, die dem VA helfen können, z. B. ein Violinspieler

Nehmen Sie nicht:

- Personen aus Stadium III, die nicht sitzenbleiben oder ihre lauten, sich wiederholenden Bewegungen in der Gruppe nicht stoppen können
- Patienten mit schwerem präsenilen Alzheimer im letzten Stadium, mit nicht einschätzbarem Verhalten (siehe Abschnitt über Alzheimer-Syndrom auf S. 32)
- Mangelhaft orientierte oder orientierte Personen: sie werden ängstlich oder böse und stören das Treffen.
- Ältere Personen mit Aphasie, die realitätsorientiert sind
- Ältere geisteskranke Personen mit nicht einschätzbarem Verhalten
- Retardierte (verlangsamte) ältere Personen, die orientiert sind

- Chronisch kranke, alte Personen, deren Krankheit nicht altersbedingt ist

Schritt 3: Finden Sie für jedes Mitglied eine Rolle

Rollen geben den Treffen eine Struktur und beziehen alle Teilnehmer mit ein. Der/die Vorsitzende eröffnet und schließt das Treffen, die Gastgeberin reicht Erfrischungen, der Vorsänger gibt beim Singen den Rhythmus an etc. Rollen sollen den Mitgliedern das Gefühl geben, in der Gruppe nützlich zu sein und gebraucht zu werden; sie sollen alte Verhaltensmuster und das Selbstwertgefühl stimulieren.

Der/die VA bestimmt die Rollen so, daß sie dem sozialen Hintergrund der Person entsprechen. Verzichten Sie auf Rollen, die Beklemmung hervorrufen könnten. Eine Ex-Sekretärin möchte vielleicht nicht das Protokoll führen, sie hat Angst zu versagen. Wenn sie gerne singt, könnte sie die Vorsängerin sein. Es ist selbstverständlich möglich, schlecht gewählte Rollen zu korrigieren und zu ändern – Menschen können sich schließlich auch ändern. Am besten werden jene Rollen zugewiesen, für die sich die Patienten spontan entscheiden. Jemand der ständig summt, wird Vorsänger. Ein alter Griesgram, der jeden anschreit, kann Vorsitzender werden, er eröffnet und schließt die Treffen und ermahnt die anderen zu Ruhe. Eine Person, die Taschentücher faltet, wird die Serviettenaufpasserin etc. Der VA beobachtet sorgfältig, ob die Rollen gut zu den Personen passen und hilft ihnen bei der Ausgestaltung der Rolle.

Nehmen Sie keine Veränderungen vor, wenn die Person in dieser Rolle gut funktioniert. Menschen fühlen sich sicher, wenn sie bei jedem Treffen die gleiche Rolle spielen. Sicherheit schafft Würde.

Mögliche Gruppenrollen:

- Begrüßer/in oder Vorsitzende/r, eröffnet und schließt das Treffen
- Vorsänger/in, Rhythmusleader, Klatscher/in, Bandleader
- Vorleser/in, Aufsager/in von Gedichten
- Person, die Stühle oder Blumen arrangiert
- Sekretär/in
- Emotionale/r Leiter/in, eine warme, mütterliche Person, die Menschen in Stadium II beisteht, wenn sie weinen oder stampfen. Der/die emotionale Leiter/in löst meist das vorgetragene Problem.
- Gastgeber/in, reicht Erfrischungen

Schritt 4: Beziehen Sie das gesamte Personal mit ein

Wenn Sie eine Validationsgruppe organisieren, brauchen Sie die Unterstützung der Verwaltung und Ihrer Kollegen. Individuelle Validation können Sie allein praktizieren, nicht aber die Arbeit mit einer Gruppe. Das Personal kann Ihnen helfen, indem es:

- die Gruppenmitglieder zu den Treffen bringt und sie wieder abholt
- einen Raum mit Privatsphäre zu einem günstigen Zeitpunkt für die regelmäßigen, wöchentlichen Treffen reserviert
- für Erfrischungen und Ausrüstung sorgt
- die Mitglieder für das Treffen zurecht macht: z. B. mit ihnen vorher auf die Toilette geht, vorher und während des Treffens keine Sedative verabreicht
- den Fortschritt jedes Mitglieds beurteilt
- neue Mitglieder vorschlägt
- Themen vorschlägt
- dafür sorgt, daß die Stimmung stabil bleibt, z. B. nicht erlaubt, daß während des Treffens Mitglieder weggeholt werden

Beispiele, wie das Personal helfen kann:

- Jemand vom Hauspersonal warnt: „Frau G. und Herr S. streiten. Stecken Sie die beiden nicht in eine Gruppe."
- Die Kosmetikerin sagt: „Der Dienstag ist für Treffen ungeeignet. Das ist der einzige Tag, an dem ich ihre Haare mache."
- Die Diätassistentin sagt: „Sie dürfen ihnen kein Eis geben. Sie leiden an Diabetes. Probieren Sie's mit Diabetikereis."
- Die Oberschwester sagt: „Warum nehmen Sie nicht Frau P.? Sie ist so mütterlich."
- Der Sozialarbeiter sagt: „Wir haben eine Neuaufnahme, die genau passen würde. Er ist in Stadium II."
- Die Hilfsschwester sagt: „Herr Cane schlägt mich nach den Gruppentreffen nicht, wenn ich ihn bade."

Organisieren Sie Treffen mit dem Pflegepersonal. Lassen Sie Angehörige der Heimbewohner, aber auch Personen, die dort freiwillig arbeiten, an der Validation teilhaben. Manchmal werden Familienmitglieder protestieren, wenn sie ihre Angehörigen mit einer Puppe im Arm sehen. Sie müssen ihnen die Prinzipien und Ziele von Validation erklären, um verständlich zu machen, daß der Patient seine Mutter- oder Vaterrolle wiederherstellt und nicht durch seine zweite Kindheit geht.

Schritt 5: Musik, Gespräch, Bewegung, Essen

In einer Validationsgruppe gibt es Musik, Diskussion, Bewegung und Essen. Jede Aktivität nimmt unterschiedlich viel Zeit in Anspruch, je nach Stimmung und verbaler Fähigkeit der Gruppe an dem betreffenden Tag. Obwohl jedes Treffen anders ist, gibt die gleichbleibende Reihenfolge der Aktivitäten den Teilnehmern Geborgenheit und dem VA Sicherheit, vor allem in der Aufbauphase der Gruppe. Das Ritual verschafft einen Gruppenrhythmus. Die Mitglieder freuen sich auf das nächste Treffen. Sie artikulieren sich durch Gespräche, Musik und Bewegung. Sie beenden das Treffen in der Vorfreude auf das nächste.

Musik:
Menschen in Stadium II und III können nicht das ganze Treffen hindurch sprechen. Lieder stimulieren die Interaktion und den Kreislauf, sie verringern die Angst, fördern das Denkvermögen, vermitteln Wohlbehagen und Glück. Jedes Treffen sollte mit einem Lied eröffnet und geschlossen werden. Falls möglich, sollten die Lieder mit dem Thema zu tun haben. Die Liederwahl spiegelt den kulturellen und religiösen Hintergrund der Gruppenteilnehmer wider. Ziehen Sie Kirchen- und Volkslieder sowie romantische Melodien in Betracht, die der Tradition der Gruppenmitglieder entsprechen. Popmusik wird sie nicht mitreißen. Die Gruppenmitglieder können dabei den Gesang mit Rhythmusinstrumenten wie Tamburin, Trommeln, Becken etc. begleiten. Eine Rhythmusband bietet zusätzliche Rollen und die Möglichkeit, durch das Spiel mit anderen Bewohnern und dem Personal in Kontakt zu treten. Lieder beenden das Treffen in optimistischer Stimmung. Schließen Sie ein Treffen stets mit positiven Gefühlen.

Gespräch:
Wählen Sie jedes Mal ein Diskussionsthema. Menschen aus Stadium II und III reagieren am besten auf Themen, die sich auf Gefühle wie Liebe, Zusammengehörigkeit, Trennungsangst oder Ärger beziehen sowie auf den Kampf um die eigene Meinung und um die eigene Identität.

Themenvorschläge:

- Verlust eines Angehörigen
- Verlust des Zuhauses
- Verlust des Jobs
- Vermissen von Partner, Sex, tiefer Liebe
- Angst vor Einsamkeit
- Angst, alles zu verlieren
- Langeweile, Verlust der Identität
- Bedürfnis, nützlich zu sein, dazuzugehören
- Suche nach einem Sinn des Lebens
- Ärger über Nichtgebrauchtwerden
- Ärger über Ablehnung von Eltern, Kindern, Autoritätspersonen
- Liebe füreinander
- Kinderstreiche
- Bestrafungen
- Probleme mit Geschwistern
- Freundschaft
- Wie man glücklich wird
- Was einen böse, traurig, glücklich macht
- Wie man mit „verrückten“ Menschen auskommt
- Was jemanden „verrückt“ macht
- Was im hohen Alter passiert
- Wie man sich auf den Tod vorbereitet
- Wie man einander helfen kann

Bewegung:

- Werfen Sie einen großen, weichen Ball und rufen Sie den Namen der Person, die ihn auffängt. Erwarten Sie nicht, daß die Teilnehmer sich die Namen merken. Werfen Sie den Ball und singen Sie dazu.
- Alle halten ein elastisches Band fest, das sie gemeinsam im Rhythmus der Musik bewegen. Der VA ermuntert die Teilnehmer, den Bewegungen der anderen zu folgen. „Frau S. zieht das Band über ihr Ohr. Woran erinnert Sie das, Frau S.?“ „Ich hänge die Wäsche auf“ „Bewegen wir uns alle wie Frau S.“
- Versuchen Sie Paartanz, im Kreis wiegen, Rollstuhl-Tanzen, einfaches Tanzen im Kreis. Das macht Spaß, erhöht die Energie, das Wohl-

behagen und das Gemeinschaftsgefühl. Menschen im Rollstuhl können sich oft im Takt der Musik bewegen.

- Schwenken Sie einen Schal zur Musik.
- Arbeiten mit den Händen, wie das Zeichnen mit dicken Kreiden, Kneten und Backen eines Teiges helfen den alten Menschen, ihre Gefühle auszudrücken und fördern das Selbstwertgefühl.

Essen:
Erfrischungen bedeuten Fürsorge und lösen erwachsenes und soziales Verhalten aus. Personen in Stadium III werden in dieser Atmosphäre motiviert sein, selbständig zu essen und dieses Verhalten oft auch außerhalb der Treffen fortführen. Da die Mitglieder das Essen selbst weiterreichen, sollten Sie Getränke auswählen, die nicht verschüttet werden können; Kekse, die mühelos zu essen, Teller und Gläser, die leicht zu halten sind; schenken Sie die Gläser nur halb voll, damit die Gastgeberin sich nicht für Pannen genieren muß. Was Sie servieren, hängt vom Kulturraum ab. In den USA sind Kekse und Fruchtsaft üblich.

Schritt 6: Vorbereiten des Treffens

Vor jedem Treffen sollten Sie:

- die Tagesordnung planen. Wählen Sie Lieder und Musik, das Diskussionsthema, Gedichte, Tänze und Erfrischungen aus.
- das erforderliche Material und den Raum vorbereiten. Stellen Sie die Stühle nahe nebeneinander in einem kleinen Kreis auf. In einem großen Kreis können die Teilnehmer einander nicht sehen oder hören. Nähe erzeugt Energie.
- eine Sitzordnung für das Pflegepersonal machen, um sicherzugehen, daß Menschen, die nebeneinander sitzen, sich auch mögen. Sorgen Sie dafür, daß Sie als VA neben der tauben Person und derjenigen Person sitzen, die ständig Berührungen und Hilfe braucht. Setzen Sie sich der verbalen Person und dem Vorsitzenden gegenüber, so daß die Personen auf den Seiten die Energie spüren können.
- keinen Tisch verwenden; die Energie kann nicht um ihn fließen; die Personen können einander nicht sehen, hören oder berühren. Ein Tisch isoliert. Verwenden Sie nur dann einen Tisch, wenn Sie zeichnen oder malen oder zum Abstellen und für Getränke.

Sitzordnung der Gruppe:

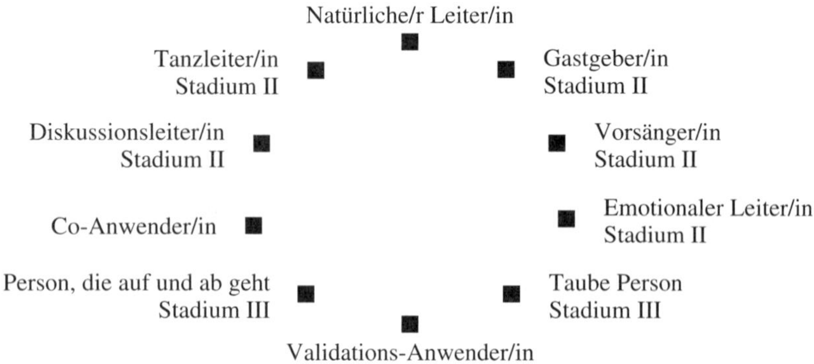

- jedes Mitglied an das Treffen erinnern. Notieren Sie dabei Hinweise auf Gesprächsthemen. Z. B.: Eine Person ist verärgert, weil ihre Nachbarin in ihrem Sessel saß. Dieser Ärger kann während des Treffens besprochen und bereinigt werden.
- das Pflegepersonal kontaktieren, um zu erfahren, ob etwas Außergewöhnliches vorgefallen ist, das für das Treffen von Bedeutung ist.
- das Thema in Hinblick auf ein bestimmtes Gruppenmitglied auswählen. Formulieren Sie daraus ein spezifisches Problem, das die Gruppe lösen kann: „Frau Jones weint, weil ihr die Mutter fehlt. Wie können wir ihr helfen, Frau S.?" Fragen Sie ein bestimmtes Mitglied, das verbal und fürsorglich ist. Die Mitglieder werden sich mit einem Problem um diese Person scharen. Der VA stellt das Problem einfach und klar dar und bittet die anderen bei der Lösung um Hilfe. Konflikte sind für Gruppeninteraktionen essentiell. Ein Beispiel: VA: „Ich habe Frau Fast heute morgen gesehen. Sie ist noch immer böse, weil Frau Smith gestern in ihrem Sessel saß. Versuchen wir, eine Lösung zu finden, damit Frau Fast sich besser fühlt. Frau Fast, erzählen Sie uns, was passiert ist." Der VA hilft den beiden Frauen, einander zu verstehen. Die Gruppenmitglieder geben Ratschläge. Das Lösen von Problemen fördert die Kontrolle und das Selbstwertgefühl.
- sich entspannen. Ein angespannter VA kann sich nicht in desorientierte, sehr alte Personen einstimmen. Um konzentriert zu sein, muß er sich vorher entspannen und zentrieren:

- konzentrieren Sie sich auf Ihren Schwerpunkt, einen Punkt, der 5 cm unterhalb der Taille liegt.
- Atmen Sie langsam durch die Nase ein und durch den Mund aus. Reinigen Sie den Körper mit dem Atem.
- Stellen Sie den „inneren Dialog“ ein. Achten Sie ganz auf Ihren Atem. Konzentrieren Sie sich auf Ihr Zentrum.
- Atmen Sie ein, zählen Sie bis acht und konzentrieren Sie sich auf Ihr Zentrum.

Schritt 7: Das Treffen

Die Gruppe muß mindestens einmal pro Woche zur gleichen Zeit und am gleichen Ort zusammenkommen. Das Treffen kann zwischen 20 Minuten und einer Stunde dauern, je nach Gruppenenergie. Jedes Treffen wird „neu geboren“. Die Gruppe besteht aus vier Teilen: Geburt, Leben, Ende und Vorbereitung auf das nächste Treffen.

Geburt: Schaffen Sie Energie

- Begrüßen Sie jedes Mitglied im Kreis. Nennen Sie jeden beim Familiennamen, um an sein Erwachsenenverhalten zu appellieren und Ihren Respekt zu zeigen. (5 bis 7 Min.)
- Nennen Sie die Rolle jeder Person, wenn Sie den Kreis abschreiten und die Gruppenmitglieder an ihre soziale Rolle erinnern.
- Sprechen Sie mit fürsorglicher, energischer, klarer, tiefer Stimme, damit jeder den Namen des anderen hören kann.
- Berühren Sie jede Person. Achten Sie auf ihre Körpersprache.
- Bücken Sie sich für Blickkontakte.
- Halten Sie nur geringen Abstand von jeder Person. Ernsthaft desorientierte Menschen brauchen Intimität.
- Hören Sie jeder Person zu, wenn Sie sich im Kreis bewegen. Einer Person, die mehr Aufmerksamkeit möchte, versichern Sie, daß Sie nach der Begrüßung der anderen zu ihr zurückkommen werden.
- Wichtig ist, wie die Personen sitzen. Kontrollieren Sie, ob jeder in seinem gewohnten Sessel sitzt.
- Bitten Sie den/die Vorsitzende/n aufzustehen (das verleiht ihm/ihr Status) und die Gruppe zu begrüßen. Sie sollten sitzen oder knien, wenn Sie dem/der Leiter/in beim Aufstehen helfen.

- Bitten Sie den/die Vorsänger/in, mit dem Eröffnungslied zu beginnen. Singen Sie mehrere Lieder, lesen Sie mehrere Gedichte oder Gebete. Bauen Sie Energie und Vertrautheit auf.

Leben: Der verbale Teil der Gruppe, Problemlösung

- Stellen Sie das Thema oder den Konflikt vor. (5 bis 7 Min.) Helfen Sie den Teilnehmern immer bei der Entscheidung, indem Sie Alternativen anbieten. Beispiel: „Sollen wir über Mütter oder Väter sprechen?“ Fragen Sie nicht: „Worüber sollen wir sprechen?“ Ernsthaft desorientierte Menschen können eine abstrakte oder offene Frage meist nicht beantworten.
- Sagen Sie den Teilnehmern nicht, was sie tun sollen, sondern präsentieren Sie die Probleme, die sie lösen sollen. Vertrauen Sie auf die Weisheit der Gruppe! Bitten Sie den/die emotionale/n Leiter/in, das Problem zu lösen. Er/sie wird die anderen Mitglieder unterstützen, Gründe für ihr Verhalten nennen, die Gruppe begrüßen und verabschieden, Gefühle für die Gruppe ausdrücken und Fürsorge zeigen. Der/die emotionale Leiter/in sollte eine weise, fürsorgliche, sehr alte Person sein, die andere an ihrer Weisheit teilhaben läßt.
- Nachdem das Problem von der Gruppe gelöst wurde, fassen Sie die Interaktionen zusammen: „Frau Jones, Sie waren eine große Hilfe, als Frau Smith geweint hat. Sie haben den Arm im entscheidenden Moment um sie gelegt.“ „Frau Jones, wenn Sie nicht gesungen hätten, hätte unsere Gruppe nie den Anfang geschafft.“
- Verwenden Sie Bewegungen. Lassen Sie die Personen aufstehen, falls sie das können. Ein Mitarbeiter kann mit den Personen im Rollstuhl tanzen. Bewegungen stimulieren häufig das Verbalvermögen. Sie können auch Arbeiten mit den Händen machen: mit Fingerfarben malen, Backteig kneten, Blumen einpflanzen, mit Ton arbeiten. (ca. 5 bis 10 Min.)

Ende: Schaffen Sie ein optimistisches, intimes „Wir“-Gefühl

- Der/die Gastgeber/in serviert nun Erfrischungen. (10 Min.) Personen in Stadium II und III kommunizieren ungezwungen in nonverbaler Partystimmung. Die Treffen sollten immer mit einer Ermunterung enden, auch wenn die Gruppe über Ärger oder traurige Gefühle gesprochen hat.

- Machen Sie Ihr Abschlußritual. (ca. 5 Min.) Der/die Vorsänger/in stimmt das Abschlußlied an. Der/die Begrüßer/in oder Vorsitzende schließt das Treffen.
- Verabschieden Sie alle Teilnehmer einzeln und sagen Sie ihnen, daß Sie sich auf das nächste Treffen freuen.
- Das Pflegepersonal kann jetzt die Teilnehmer zurückbringen. Wichtig ist, daß man sie in eine sozial aktive Atmosphäre bringt, etwa in den Speisesaal oder in den Aufenthaltsraum. Werden Teilnehmer nach dem Treffen isoliert, empfinden sie ein noch stärkeres Verlustgefühl, schreien laut oder demonstrieren andere störende Verhaltensweisen. Sie fühlen sich verlassen, nachdem sie Teil einer warmen, sozialen Gruppe waren.

Vorbereitung für das nächste Treffen

- Füllen Sie nach jedem Treffen das Blatt „Zusammenfassung einer Validationsgruppensitzung“ S. 121 und das Blatt „Auswertung des Fortschrittes“ S. 120 aus. Es ist für Sie selbst und für das übrige Personal wichtig, daß Sie den Fortschritt Ihrer Gruppe verfolgen. Geben Sie Ihre Informationen beim Personaltreffen und an die Angehörigen weiter.
- Machen Sie zwischen den Treffen weiter mit individueller Validation und informellen Validationsgruppen in der Abteilung. Das diensthabende Pflegepersonal schätzt spezifische Hinweise für die Bewohner. Zum Beispiel:
  Name: Sadie Ford
  Hinweis: Faltet Servietten dreimal täglich mit Hilfe einer Pflegerin
  Namen: Frau Feld, Frau Thomas, Frau Field
  Hinweis: Sollen zweimal täglich mit einer Pflegerin, die gerne singt, „Daisy, Daisy“ und/oder „You are my Sunshine“ singen, die Stühle dabei eng nebeneinander gestellt.

Wie Sie mit schwierigen Teilnehmern in der Gruppe zurechtkommen:

Wenn ein Mitglied schreit, stampft, weint oder ein ähnliches Verhalten zeigt, unterbrechen Sie das Ritual und bitten Sie die Gruppe um eine Lösung.

VA: „Herr X. klopft so laut, daß wir einander nicht hören können." (Schaut zum emotionalen Leiter) „Frau S., glauben Sie, er ärgert sich über die Kinder?"

Leiter: „Ja. Genau. Sie verletzen seine Gefühle."

VA: „Würden Sie ihn fragen?" (Herr X. stellt das Klopfen ein, als Frau S. auf ihn zukommt. Die Gruppe hilft ihm weiter, seinem Ärger Luft zu machen. Das Treffen endet mit dem Lied „The more we get together.")

Die Gruppe gewinnt durch die Überwindung eines Problems an Zusammenhalt und Kohäsion. Wenn Herr X. nicht mit dem Klopfen aufhört, kann die Gruppe entscheiden, ihn mit Hilfe der Pflegerin auf sein Zimmer zu führen. Die Gruppe muß ihre Aktivitäten weiterführen. Bei jedem Treffen wird ein Problem dargestellt, das die Gruppe lösen kann.

Funktionsweise einer Validations-Gruppe

Die VA begrüßt jede Person im Kreis.

Leiter/in: „Willkommen bei der Dienstaggruppe. Reißt euch zusammen! Keine verrückten Sachen heute."

Vorsänger/in: „Daisy, Daisy … I'm all crazy."

Herr T.: „Das stimmt, Madame, Sie sind verrückt."

Frau G.: „Ich muß nach Hause. Wo sind meine Schuhe? Wo ist meine Tasche? Hilfe!"

Herr T.: „Sie sind auch verrückt, Madame. Ihr seid alle verrückt!"

VA: (streichelt Frau G's Arm) „Ich glaube, wir können heute nicht gemeinsam singen, weil Herr T. findet, daß wir alle verrückt sind. Was macht einen Menschen verrückt?"

Frau G.: „Nichts zu tun haben. Gebt mir meine Schuhe. Ich muß zur Arbeit. Die Firma bezahlt meine Fahrtkosten."

VA: „Sie vermissen die Firma, nicht wahr, Frau G. War die Firma groß?"

Frau G.: „Mittelgroß. Ein Fendall-Betrieb. Wie die Symofile-Vorhänge." (Sie zeigt auf die Vorhänge)

VA: „Was meinen Sie? Symo-file?"

Frau G.: „Im Betrieb steckte ich alles in Aktenordner (engl. files)." (Sie streichelt ihre Handtasche und stopft in jedes Fach Taschentücher)

VA: (streichelt ebenfalls Frau Gs Handtasche) „Sie handeln wie eine sehr effiziente Angestellte."

Herr T.: „Sie ist verrückt. Das ist sie."

VA: (füllt die Tasche gemeinsam mit Frau G.) „Herr T., Frau G. war Archivarin. Ist es verrückt, wenn man den Job weitermachen möchte, den man sein ganzes Leben getan hat?"

Frau G.: „Ich bin ein ‚Filer', wie Feil hier." (Diese VA heißt Feil und wird genauso ausgesprochen)

VA: „Sie meinen die ‚files' in Ihrem Betrieb sind die gleichen wie hier? In meinem Feil-Betrieb?"

Frau G.: „Das stimmt. Symo-file. Feil. File. File."

VA: „Und ich heiße Feil. File. Feil. Sie haben die Wörter kombiniert."

Frau G.: (nickt lächelnd)

VA: „Das klingt nett, symo-file und Fendall. Was ist Fendall?"

Frau G.: „Gute Freunde aus der Vergangenheit. Die Firma."

Herr T.: „Ich stoße sie mit meinem Schwanz. Schwanz. Schwanz. Möchten Sie meinen Schwanz sehen?" (Er öffnet seinen Hosenschlitz)

VA: „Herr T., Sie öffnen Ihren Hosenschlitz. Vermissen Sie Ihre Frau?"

Herr T.: „Da können Sie Gift drauf nehmen." (Stellt das Aufknöpfen ein)

VA: (zum emotionalen Leiter) „Frau H., was machen Sie, wenn Sie Ihren Mann vermissen?"

Frau H.: „Ich stelle sein Photo in die Brotdose, dann kann ich jeden Morgen mit ihm sprechen."

Frau J.: „Harry, Harry, Harry. Ich vermisse Harry."

VA: „War Harry Ihr Lebensgefährte, Frau J.?"

Herr T.: „Harry ist kreuzehrlich. Sein Schwanz ist lang. In Detroit, Michigan. So ehrlich wie sein Schwanz. Meine Frau ist ein Luder. Ein Luder."

VA: „Hat Ihre Frau Sie geärgert? Was hat sie getan?"

Herr T.: „Sie ist eine Holzpuppe. Eine Holzpuppe. Sie macht Särge. Letztes Jahr bin ich tausend Tode gestorben."

VA: „Sie ist eine Holzpuppe und sie hat Sie fast ins Grab gebracht und trotzdem fehlt Sie Ihnen. Frau J., Sie vermissen Harry, den Sie geliebt haben. Frau G., Sie vermissen die Firma und die Kollegen in Ihrer Firma. Was können wir für einander tun, um uns in der Gruppe besser zu fühlen?"

Frau J.: „Wir können einander helfen."
VA: „Können wir näher zusammenkommen, uns an den Händen nehmen und gemeinsam singen und uns bewegen?"

Die Gruppe nähert sich dem Schlußritual. Der VA hat der Gruppe geholfen, das Problem des Verlusts einer geliebten Person zu lösen. Der VA betont, wie gut es ist, beieinander zu sein. Sie haben bemerkt, daß über sexuelle Gefühle offen gesprochen wird. Wenn das Verlustgefühl jeder Person geäußert wird, hält dieses gemeinsame Gefühl die Gruppe zusammen.

Abschluß – Wenn ein VA die Gruppe verläßt oder ein Mitglied stirbt

Menschen in Stadium II und III trauern nicht wegen eines Todes. Sie haben sich auf das Sterben vorbereitet. Stirbt ein Gruppenmitglied, dann akzeptieren Sie den Tod und suchen nach Ersatz, wobei Sie die Empfehlungen des Personals berücksichtigen. Im allgemeinen erinnern sich die Teilnehmer nicht an die Person, die von ihnen gegangen ist.

Menschen in Stadium II und III können eine Beziehung beenden, ohne sich verletzt zu fühlen. Der VA ist leicht ersetzbar, wenn der neue VA zuhört, berührt und validiert. An diese Eigenschaften erinnern sich die Mitglieder, nicht aber so sehr an die Person. Desorientierte Menschen ersetzen Personen. Ein neuer VA wird bald akzeptiert. Der alte VA sollte seinen Nachfolger bei einer Abschiedsparty vorstellen, um den Übergang zu erleichtern. Als ich meine Gruppe nach zehn Jahren verließ, sagten die Mitglieder bloß: „Auf Wiedersehen." Sie haben mühelos das Vertrauen auf die Person, die meinen Platz einnahm, übertragen. Wann immer Sie Abschied nehmen, seien Sie ehrlich. Sagen Sie, wann Sie zurückkommen, falls Sie dies vorhaben. Geben Sie Ihren Verlust zu, wenn Sie für immer gehen.

Validations-Gruppen im Vergleich mit anderen Gruppen[56, 57]

Anders als eine Gruppe für orientierte Menschen ist eine Validations-Gruppe klar strukturiert. Der VA führt die Gruppe vom Beginn zur Mitte bis ans Ende. Orientierte Gruppenmitglieder nehmen Rollen spontan an, setzen sich, wohin sie wollen, diskutieren über Themen, die vorher nicht vom VA ausgewählt wurden, sie suchen sie selbst aus. Orientierte, sehr alte Personen können gut verbalisieren und verwenden meist keine Musik, Berührungen oder Bewegungen.

Eine *Reminiszenz-Gruppe* ruft Erinnerungen an die Vergangenheit wach. Erinnern beginnt im allgemeinen mit: „Ich erinnere mich daran, daß ..." Ein gewisses Maß an Konzentration und genügend Verbalisierungsvermögen, um die Erinnerungen auszudrücken, sind erforderlich, sowie die Fähigkeit, zwischen Gegenwart und Vergangenheit zu unterscheiden. Erinnern ist eine Validations-Technik, die man bei mangelhaft/unglücklich orientierten, älteren Personen anwenden kann, die dem VA vertrauen; sie funktioniert aber nicht mit Zeitverwirrten oder Personen in Stadium III. Reminiszenz-Therapie ist etwas anderes als Erinnern. Eines ihrer Ziele ist, Einsicht in vergangene Verhaltensmuster zu verschaffen, um aktuelle Verhaltensmuster zu ändern. Personen in Stadium II und III sind dazu nicht imstande, auch eine strukturierte Analyse hilft ihnen nicht. Eine mangelhaft orientierte Person kann an einer Reminiszenz-Gruppe teilnehmen, nicht aber Reminiszenz-Therapie machen, da sie keine Einsicht haben möchte.

Realitätsorientierung (RO) basiert auf dem Prinzip, daß desorientierten Menschen geholfen ist, wenn sie die aktuelle Gegenwart kennen. Eine RO-Gruppe kommt meist einmal am Tag für 30 Minuten zusammen und arbeitet mit Kalendern, mit der Uhrzeit. Die Teilnehmer werden zum Lesen und Schreiben ermuntert. Während eine mangelhaft orientierte Person von einer solchen Gruppe profitieren kann, falls sie nicht bevormundend ist, wird sich eine Person in Stadium II oder III zurückziehen, feindselig werden, umherwandern oder eine andere Art von Ablehnung zeigen. Bei Validation ist das Realitätsbewußtsein häufig ein Nebeneffekt, keineswegs aber ein Ziel.

Eine *Remotivierungsgruppe* trifft sich ein- bis zweimal pro Woche; Diskussionsthemen sind sachlich, beinhalten Ereignisse, die Menschen erlebt haben und an die sie sich erinnern. Gefühle werden nicht erforscht. Auch hier können mangelhaft Orientierte sehr profitieren, stärker desorientierte Personen besitzen jedoch nicht genügend Konzentrations- und Verbalisierungsvermögen sowie emotionale Kontrolle. Sie müssen ihre Gefühle ausdrücken, und sachliche Themen dienen ihnen nur als Sprungbrett für ihre persönliche Realität.

Die Methode der *Verhaltensmodifizierung* geht von der Überzeugung aus, daß jedes Verhalten auf drei Arten erlernt ist: 1. Durch bedingte Reflexe (Pawlows klassische Lerntheorie); 2. durch operante Konditionierung, d.h. durch negative und positive Verstärkungskontingenzen (Skinners Theorie) und 3. durch Imitation, also Beobachten und Nachahmen des Verhaltens anderer. Behavioristen glauben nicht an die Prinzipien der Validation, daß nämlich erwachsene, soziale Normen für desorientierte, alte Menschen nicht gelten; daß das Ausspielen von Gefühlen oder Szenen der Vergangenheit ein für sie entsprechendes Verhalten ist. Behavioristen versuchen, das „störende" Verhalten durch negative und positive Verstärkung und Ablenkung zu ändern und einzuschränken. Ich habe festgestellt, daß das nicht funktioniert. Desorientierte, sehr alte Menschen sind sich nicht bewußt, daß sie durch negative Verstärkung bestraft werden, erinnern sich nicht an positive Verstärkung und sind nur für einen Moment durch angenehme Dinge ablenkbar. Es gibt keine Chance für eine länger anhaltende Wirkung, da die Basis, die zugrundeliegende Ursache, nicht erfaßt wird. Ein Beispiel: Ein alter Mann in Stadium III schlägt mit der Faust auf den Tisch. Eine Pflegerin gibt ihm eine Tasse Kaffee, und er hört mit dem Schlagen auf, um seinen Kaffee zu trinken. Er wird sicher wieder zu klopfen beginnen, weil er durch sein Klopfen „in seinem Hof aufräumt". Er war Richter und vermißt seinen Beruf, seine Lebensrolle. Er strebt danach, sich nützlich zu fühlen, und eine Tasse Kaffee befriedigt nicht sein tiefes, menschliches Grundbedürfnis.

Validation und Psychotherapie haben vieles gemeinsam:

- Früherlerntes beeinflußt unser Verhalten das ganze Leben lang.
- Menschen müssen sich selbst ändern wollen, sie können nicht dazu gezwungen werden.
- Permanente Veränderung erfolgt durch Einsicht.
- Menschen fühlen sich besser, wenn sie ihre Emotionen vertrauenswürdigen Zuhörern anvertraut haben.

Sie teilen auch die folgenden Ziele:

- Selbstvertrauen steigern
- Wohlbefinden stärken
- Bewältigen von Streß

Der Hauptunterschied zwischen den beiden Therapien liegt im Konzept des Gewinnens von Einsicht. Mangelhaft/unglücklich orientierte Menschen möchten nicht mit ihrem Verleugnen und Konfabulieren konfrontiert werden; sie würden sich zurückziehen oder feindselig werden. Eine Person, die zeitverwirrt ist oder sich in Stadium III befindet, besitzt nicht die kognitive Fähigkeit zur Einsicht.

Validation in Institutionen

Schritt 1: Beziehen Sie alle Abteilungen mit ein

- Geben Sie einen kurzen Überblick über Geschichte, Prinzipien und Ziele von Validation. Spezifizieren Sie die Personen, denen Validation hilft bzw. nicht hilft.
- Zeigen Sie anhand eines der am Ende dieses Buches angeführten Videos oder Filmes, was Validation ist und wie sie funktioniert.
- Lassen Sie am Ende des Treffens eine Liste durchgehen, in die sich alle eintragen können, die mehr über Validation wissen und in Ihr Validationsteam eintreten möchten.
- Später können Sie sich dann bemühen, Validation zu einem Teil der interdisziplinären Behandlungsmethoden zu machen.

Schritt 2: Stellen Sie ein Validationsteam zusammen

- Wenn es möglich ist, integrieren Sie Personen aus dem Pflege-, dem Reinigungs-, dem Küchenpersonal, aus der Verwaltung, Sozialarbeiter, Beschäftigungstherapeuten, Physiotherapeuten etc.
- Vereinbaren Sie ein wöchentliches Treffen. Informieren Sie zuerst über Validation, die Stadien der Desorientierung und die entsprechenden Validations-Techniken. Verwenden Sie dazu den Arbeitsplan für individuelle Validation und lassen Sie jedes Teammitglied eine Person für individuelle Validation auswählen. Helfen Sie ihnen beim Ausfüllen des Planes.
- Teilen Sie jede Woche Ihre Erfahrungen mit und werten Sie Ihren Fortschritt aus. Das Formular über die Auswertung des Fortschritts (siehe S. 120) wird Ihnen dabei helfen. Während dieser Treffen mit dem Team können Sie Gefühle über Patienten ausdrücken, die Sie sonst nicht herauslassen konnten. Das übrige Personal wird durch die

Beobachtung dessen, wie Sie und Ihr Team Validation anwenden, lernen und die Resultate zur Kenntnis nehmen.
- Nach mindestens dreimonatiger individueller Validation können Sie eine Validations-Gruppe gründen.

Schritt 3: Beginnen Sie mit einer Validations-Gruppe

Ideal wäre ein/e Co-Validationsgruppen-Leiter/in, der/die Gruppe übernehmen kann. Die Rollen von VA und Co-Anwender sind austauschbar, wichtig ist, daß es bei jedem Gruppentreffen nur einen Haupt-VA gibt. Der Co-Anwender hat Unterstützungsfunktion. Er oder sie sollte:

- beim Bewegungsteil des Programms helfen.
- beim Hin- und Zurückführen der Personen assistieren.
- neben der Person mit sich wiederholenden Bewegungen sitzen.
- Personen, deren Verhalten für die Gruppe zerrüttend wirkt, hinausführen.
- nach dem Treffen bei der Bewertung des Fortschritts helfen, ebenso bei der Wahl des Themas für das nächste Treffen.

VA und Co-VA sollten einander auf emotionaler Ebene unterstützen. Die weiteren Schritte zur Bildung einer Validations-Gruppe sind die gleichen wie die eingangs benannten.

Schritt 4: Beginnen Sie mit einer Familien-Gruppe

Drei- bis viermal im Jahr sollten Sie die Angehörigen zu einem Informationstreffen über Validation einladen. Halten Sie sie auf dem laufenden über den Fortschritt ihrer Verwandten in der individuellen und Gruppen-Validation. Falls Interesse besteht, zeigen Sie ihnen spezifische Techniken zur effizienteren Kommunikation und Verbesserung des Kontaktes mit der Person. Das wird sie zu häufigeren Besuchen motivieren.

Schritt 5: Besprechen Sie den Fortschritt alle sechs Monate mit dem gesamten Personal

Tabellen, Arbeitsblätter, Tests

Übersicht:

Die Einteilung der Stadien nach Feil 1997

	STADIUM I **mangelhafte oder unglückliche Orientiertheit** **(orientiert, aber unglücklich)**	**STADIUM II** **Zeitverwirrtheit**
GRUNDLEGENDE HINWEISE FÜR BETREUER/INNEN	**Verwenden Sie sachliche Fragen: wer, was, wo und wann. Setzen Sie Berührungen so wenig wie möglich ein. Zeigen Sie Respekt.**	Sprechen Sie das bevorzugte Sinnesorgan an (Sehen, Hören, Fühlen). Verwenden Sie Berührung und Augenkontakt, unbestimmte Fürwörter.
ORIENTIERTHEIT	**Weiß Uhrzeit, Datum. Hat einen Begriff von der jetzigen Realität, von heute. Erkennt mit Schrecken seine unglückliche Orientiertheit.**	Kann mit der Uhrzeit nichts mehr anfangen. Vergißt Fakten, Namen und Orte, Schwierigkeiten mit Begriffen nehmen zu.
KÖRPERMUSTER, MUSKELZUSTAND	**Gespannte, feste Muskeln, meistens kontinent, Blasenmuskel funktioniert meistens. Schnelle, direkte Bewegungen, zielgerichtetes Gehen.**	Sitzt aufrecht, aber entspannt. Weiß oft, daß die Blasenkontrolle nicht mehr richtig funktioniert. Langsame, sanfte Bewegungen, tänzerischer Gang.
TON, STIMME	**Schroff, anklagend und oft weinerlich, kann singen.**	Tief, leise, selten schroff. Singt und lacht.
AUGEN	**Klar und hell, konzentriert, auf etwas gerichtet. Augenkontakt möglich.**	Klar, nicht gerichtet, sieht nach unten. Augenkontakt löst Erkennen aus.
EMOTIONEN	**Leugnet oft Gefühle.**	Ersetzt Empfindungen und Gefühle der Jetzt-Zeit durch solche aus der Vergangenheit.
VERRICHTUNGEN DES TÄGLICHEN LEBENS	**Kann Grundpflege selber tun. Braucht jemanden, der ihn/sie daran erinnert.**	Verlegt oft persönliche Gegenstände. Braucht Hilfen.
KOMMUNIKATION	**Klar, korrekte Wortwahl. Positive Reaktion auf erkannte Rollen/Personen. Negative Reaktion auf die, die weniger orientiert sind.**	Verwendet eigene Wortkombinationen, hat Probleme mit Wortfindung. (Reagiert auf fürsorgliche Stimme und Berührung)
GEDÄCHTNIS, DENKVERMÖGEN, SOZ. VERHALTEN	**Kann lesen und schreiben, außer wenn blind. Hält sich an Regeln und Übereinkünfte. Will keine neuen Spiele spielen.**	Kann oft lesen, aber nicht mehr leserlich schreiben. Schafft sich eigene Regeln.
HUMOR	**Reste von Humor.**	Gefühl für Humor ist sehr persönlich.

Die Einteilung der Stadien nach Feil 1997

	STADIUM III **Sich-wiederholende-Bewegungen**	**STADIUM IV** **Vegetieren** **Vor-sich-Hindämmern** **(Lebende Tote)**
GRUNDLEGENDE HINWEISE FÜR BETREUER/INNEN	**Verwenden Sie Berührung und Augenkontakt: Spiegeln Sie die Emotionen und Bewegungen. Gehen Sie mit den Bewegungen der Person mit.**	Verwenden Sie emotionelle und sinnliche Anregungen (Musik).
ORIENTIERTHEIT	**Schließt die meisten Anregungen der Außenwelt aus. Hat persönliches Zeitgefühl.**	Erkennt weder Familie, Besucher, alte Freunde noch Pflegepersonal. Kein Zeitgefühl.
KÖRPERMUSTER, MUSKELZUSTAND	**Oft vornübergebeugt. Nimmt nicht wahr, daß Blasenkontrolle nicht mehr funktioniert. Rastlos. Wiederholt Klänge und Bewegungen der frühen Kindheit, Arbeit. Häufig Fingerbewegungen.**	Embryonale Position. Wenig Bewegung. Strengt sich nicht mehr an, kontinent zu sein.
TON, STIMME	**Langsam, gleichmäßig, melodisch.**	Spricht nicht. Beim Validieren kann es vorkommen, daß er/sie singt oder ein/zwei Worte spricht.
AUGEN	**Augen meist geschlossen, nach unten gerichtet.**	Augen geschlossen. Ausdrucksloses Gesicht.
EMOTIONEN	**Zeigt Gefühle offen.**	Schwer einzuschätzen.
VERRICHTUNGEN DES TÄGLICHEN LEBENS	**Auf Hilfe angewiesen.**	Auf Hilfe angewiesen.
KOMMUNIKATION	**Einige wenige allgemein benutzte Wörter. Kommuniziert hauptsächlich nonverbal. Ersetzt Sprache durch Bewegung.**	Kommuniziert nicht mehr
GEDÄCHTNIS, DENKVERMÖGEN, SOZ. VERHALTEN	**Sieht keinen Anlaß/hat keine Motivation zu lesen oder zu schreiben. Frühkindliche Erinnerungen und universelle Symbole.**	Schwer einzuschätzen.
HUMOR	**Lacht leicht, oft ohne äußeren Anlaß.**	Schwer einzuschätzen.

Beurteilung des wahrnehmbaren Verhaltens

80 Jahre, orientiert, aber körperliches Problem	**80 Jahre, geisteskrank**	**45–80 Jahre, Alzheimer'sche Krankheit** früher präsenile Demenz, wird selten über 80
Kontrolle über Körperfunktionen und Gefühle		
Will allein essen, sich anziehen, auf die Toilette gehen. Akzeptiert Hilfe. Kontrolliert Gefühle.	Kann alleine essen, sich anziehen, auf die Toilette gehen, unberechenbar, fordert oder verweigert Hilfe, starre Selbstkontrolle oder äußert ungehemmt Gefühle. Wenn motiviert, ist Selbstkontrolle möglich.	Kleidet sich übertrieben oder mangelhaft, kann sich allmählich nicht mehr anziehen, auf die Toilette gehen, essen, ist sich eigener Wut oder Trauer nicht bewußt. Verluste nehmen zu. Kann Veränderungen in Gefühlen oder Intellekt nicht begreifen.
Augen- und Körperbewegung		
Blick gerichtet, direkt, klar. Muskeln entspannt, außer bei Lähmung. Stabiler, regelmäßiger Gang, gezielte Bewegung im Rollstuhl oder mit Rollator. Will Bewegungsspielraum vergrößern. Ist sich des Verlusts der Kontrolle bewußt.	Augen bewegen sich schnell oder starren. Gespannter Kiefer, gespannte Gesichtsmuskulatur, ungleichmäßiger Gang, steife verbissene Bewegungen im Raum, dabei oft nach vorne gebeugt.	Blick nicht gerichtet, leer, kann Finger nicht zur Nasenspitze führen. Mechanischer, roboterhafter Gang. Krampfhafte, ungeschickte Bewegung im Raum. Zielloser, unkoordinierter Gang, bewegt sich nicht auf Objekte oder Personen hin.
Reaktion auf Verluste		
Trauert auf adäquate Weise. Personen mit Aphasie drücken Verluste nonverbal aus. Stellen sich nach Tod von geliebten Personen, Verlust der Arbeit oder eines Körperteils auf neue Gegenstände oder Personen ein.	Kann intime Gefühle nicht vor einer vertrauten Person offenlegen. Vertraut niemandem. Beschuldigt andere oder sich selbst schlechter Handlungen.	Erkennt Verlust des Denkvermögens in frühem Stadium. Ist sich der Verluste in späteren Stadien nicht bewußt. Leugnet Gefühle, wahrscheinlich durch mangelndes Bewußtsein.

80 Jahre, Stadium I, mangelhaft/unglücklich orientiert	**80 Jahre, Stadium II, zeitverwirrt**	**80 Jahre, Stadium III sich wiederholende Bewegungen**
Kontrolle über Körperfunktionen und Gefühle		
Kann alleine essen, sich anziehen, auf die Toilette gehen. Möchte Selbstdisziplin und Fähigkeiten auftrechterhalten. Konfabiliert (tut als ob). Hält Gefühle streng unter Kontrolle, zeigt sie selten.	Braucht Hilfe beim Anziehen, kann oft alleine auf die Toilette gehen, essen. Äußert seine Gefühle frei, um alte Konflikte zu lösen.	Braucht bei allen Handlungen Hilfe. Möchte Gefühle nicht kontrollieren. Äußert seine Gefühle frei, um alte Konflikte zu lösen.
Augen- und Körperbewegung		
Blick gerichtet, direkt. Steife, zielgerichtete, genaue Bewegungen im Raum. Genaue Kontrolle persönlichen Eigentums. Sammelt oder hortet oft, um Kontrolle aufrechtzuerhalten. Finger im Zeigestatus, Arme verschränkt, Selbstschutz, hat sich unter Kontrolle. Muskeln angespannt.	Augen flackern, suchen die Vergangenheit. Rhythmische, freie Bewegungen im Raum. Tanzt graziös. Sitzt aufrecht im Sessel.	Schlägt, klopft, geht auf und ab, stampft, wiegt sich in gleichmäßigem Rhythmus, bewegt sich entspannt im Raum. Wiederholt Bewegungen, Augen meist geschlossen. Hände gefaltet. Verlust des räumlichen Körperbewußtseins aufgrund der beschränkten sinnlichen Wahrnehmung. Schlaffe Gesichtsmuskel.
Reaktion auf Verluste		
Leugnet Kummer und altersbedingte Einbußen, hält an überkommenen Rollen der Vergangenheit fest. Kehrt zu alten Konflikten zurück, um diese zu lösen.	Leugnet seine Gefühle nicht mehr, äußert Trauer, Wut etc. frei. Zieht sich in die Vergangenheit zurück, um die tiefen Verluste zu überleben. Gerät in Panik, wenn diese Verluste bewußt werden. Löscht schmerzliche Realität durch Heraufbeschwören von Bildern aus der Vergangenheit aus.	Leugnet seine Gefühle nicht mehr, äußert Trauer, Wut etc. frei. Zieht sich in die Vergangenheit zurück, um die tiefen Verluste zu überleben. Gerät in Panik, wenn diese Verluste bewußt werden. Löscht schmerzliche Realität durch Heraufbeschwören von Bildern aus der Vergangenheit aus.

80 Jahre, orientiert, aber körperliches Problem	**80 Jahre, geisteskrank**	**45–80 Jahre, Alzheimer'sche Krankheit** früher präsenile Demenz, wird selten über 80
Reaktion auf Regeln und soziale Normen		
Akzeptiert gesellschaftliche Normen. Akzeptiert körperliche und soziale Einschränkungen. Schließt Kompromisse, wenn Wünsche nicht erfüllbar. Sucht Ersatzvergnügen. Sublimiert sexuelle und feindliche Gefühle auf sozial akzeptierte Weise. Will Bestätigung.	Hat das ganze Leben Regeln abgelehnt. War oft in Institutionen. Konnte nicht arbeiten. Keine wirklich tiefen Freundschaften. Wahnideen, Bilder und Halluzinationen basieren auf imaginären Personen und Dingen, nicht auf geliebten Personen der Vergangenheit.	Hält im Frühstadium an Regeln und sozialem Verhalten fest. Ist im Frühstadium nachgiebig. Möchte gut angezogen sein. Handelt rituell und mechanisch. Im letzten Stadium nicht mehr handlungsfähig. Ist sich keiner Regel bewußt. Kein Verständnis für Verlust sozialen Verhaltens.
Reaktion auf Zeit, Ort, Personen		
Kennt die Uhrzeit. Akzeptiert schwindendes Kurzzeitgedächtnis. Hilft sich mit Gedächtnisstützen für Verabredungen, Namen etc. Ordnet Menschen und Dinge richtig zu. Vergleicht ähnliche und unterschiedliche Dinge und verwendet Metaphern. Überprüft die Vergangenheit. Personen mit Aphasie trainieren kognitive Funktionen, um Dinge zuordnen zu können.	Benennt und klassifiziert richtig. Kennt die Uhrzeit. Hat das Gefühl, von anderen verletzt zu werden. Erfindet Menschen und Dinge. Ängste sind nicht altersbedingt, sie dauern das ganze Leben an.	Verliert Gefühl für Zeit, Ort und Personen. Verliert Gefühl für Namen und Rollen von geliebten Menschen. Nimmt später Verluste nicht mehr wahr. Verliert die Fähigkeit, Dinge zu gebrauchen und zu benennen. Verluste nehmen zu.

80 Jahre, Stadium I, mangelhaft/unglücklich orientiert	**80 Jahre, Stadium II, zeitverwirrt Stadium III, sich wiederholende Bewegungen**
Reaktion auf Regeln und soziale Normen	
Hält an Regeln fest und soziale Verpflichtungen ein. Fühlt sich durch Personen bedroht, die sich nicht an Regeln halten. Wünscht alle Dinge an ihrem Platz. Will von Personen mit Autorität Bestätigung.	Hält sich nicht mehr an soziale Regeln. Zieht sich zurück, kümmert sich nicht mehr um Autorität und Regeln. Möchte von vertrauten Personen der Vergangenheit Bestätigung, richtet sich bezüglich Verhaltensnormen nach wichtigen Personen der Vergangenheit. Führt Regeln aus der frühen Kindheit wieder ein. Verhaltensänderung nur durch Motivierung.
Reaktion auf Zeit, Ort, Personen	
Ist sich Zeit, Ort und Personen der Gegenwart bewußt. Erschrickt über gelegentlichen Ausfall des Kurzzeitgedächtnisses. Möchte klar denken. Überdeckt Verluste mit Humor. Möchte die Vergangenheit rechtfertigen; das Leben rekapitulieren.	Hält sich nicht an Uhrzeit, mißt die Zeit an Gefühlen. „Sieht" Personen und Orte der Vergangenheit in lebendigen Bildern. Ersetzt Seh-, Hör- und Bewegungsvermögen durch „inneres Sehen", „inneres Hören" und Erinnerungen an Bewegungen der Vergangenheit. Be- und erlebt die Vergangenheit wieder, um sie zu verarbeiten und Identität wiederzugewinnen.

80 Jahre, orientiert, aber körperliches Problem	**80 Jahre, geisteskrank**	**45–80 Jahre, Alzheimer'sche Krankheit** früher präsenile Demenz, wird selten über 80
Verbale Kommunikation		
Kommuniziert, um zu verstehen. Hat Humor. Verbindet verbal die Vergangenheit mit der Gegenwart, um Integrität zu gewinnen. Möchte verstanden werden.	Hört selten zu. Antwort hängt von Laune ab. Benennt Dinge und Personen korrekt. Schweift ab oder schweigt. Spricht mit schroffer oder weinerlicher Stimme.	Sprache ist beeinträchtigt. Kann Dinge nicht zuordnen, vergißt Namen, kann Gedanken nicht verknüpfen.
Nonverbale Kommunikation, Verwendung von Symbolen		
Aphasische Personen kommunizieren durch Blick und Gesten. Tiefe, gleichmäßige, entspannte Stimme. Hält Distanz, außer bei vertrauten Personen. Liest und schreibt, wenngleich oft zittrig.	Vermeidet Blickkontakt und Berührungen. Zeigt instinktive Bedürfnisse. Wenig metaphorisches Denken. Verwechselt Personen und Dinge.	Reagiert nicht auf Berührung. Gebraucht Handbewegungen. Unkontrollierte Bewegungen. Kann weder lesen noch schreiben.

80 Jahre, Stadium I, mangelhaft/unglücklich orientiert	**80 Jahre, Stadium II, zeitverwirrt Stadium III, sich wiederholende Bewegungen**
Verbale Kommunikation	
Möchte verbal an Zeit und Ort erinnert werden. Verwendet korrekte Worte, ganze Sätze, ist humorvoll und sarkastisch, erzählt immer wieder die gleichen Geschichten. Sucht Fakten, um zu verstehen.	Mixt aus Klängen eigene Sprache, wenig korrekte Worte, kehrt zurück zu emotional gefärbten Worten und Klängen. Bringt die Vergangenheit durch Klänge zurück. Kann keine Metaphern verwenden.
Nonverbale Kommunikation, Verwendung von Symbolen	
Kann Blickkontakt halten, vermeidet Berührungen. Hält nötige körperliche Distanz. Verwendet Symbole, um alte Konflikte auszudrücken. Liest und schreibt.	Körperteile, Dinge und Personen der Gegenwart werden zu Personen und vertrauten Dingen der Vergangenheit. Äußert Gefühle frei. Weitgehend nonverbale Kommunikation. Kann oft lesen, aber nicht schreiben.

Unterschiede im Verhalten von Personen mit seniler und präseniler Demenz

PRÄSENILE DEMENZ
(45–75 JAHRE)

- Werden selten älter als 80 Jahre.
- Haben meist ein Zuhause, Familie, soziale Rolle oder Position.
- Wollen nicht aus der aktuellen Gegenwart flüchten.
- Ziellose, roboterartige Bewegungen.
- Seh-, Hör-, und Bewegungsvermögen sind intakt.
- Blick bleibt bei Validation oder Berührung leer und starr.
- Wollen im allgemeinen keine soziale Rolle in einer V-Gruppe annehmen.
- Meist keine soziale Kontrolle.
- VA kann keine Ziele für individuellen Fortschritt aufstellen.
- Im Frühstadium der Alzheimer'schen Krankheit frustriert, wenn sie ihre kognitiven Einbußen merken.
- Progressive Verschlechterung bis zum Tod, trotz Validation.
- Schlagen ohne äußere Provokation zu.
- Reagieren oft nicht auf Validation, wenn sie verärgert sind.
- Können oft nicht schlucken.
- Häufige Anfälle im letzten Stadium.
- Vegetieren trotz Validation vor sich hin.

SENILE DEMENZ
(75 JAHRE UND DARÜBER)

- Leben relativ lange (90 Jahre und länger).
- Verlust des Zuhause, des Partners, der sozialen Rolle.
- Beschließen (auf der Ebene des Unterbewußtseins), die schmerzhaften Verluste zu leugnen.
- Kehren in die Vergangenheit zurück, um Trost zu finden und unbewältigte Aufgaben zu lösen.
- Graziöse, rhythmische Bewegungen.
- Verschlechterung des Hör-, Seh- und Bewegungsvermögens.
- Reagieren auf Validation mit zunehmender Orientierung.
- Sprache nimmt durch Validation zu, Blick wird klar.
- Soziale Kontrolle kehrt zurück.
- Sind sich ihrer kognitiven Einbußen meist nicht bewußt.
- VA kann klare Ziele für individuelle Validation aufstellen.
- Verschlechterung wird durch Validation gebremst (außer bei Schlaganfall oder physischem Trauma).
- Kontrollieren Wutgefühle bei Validation; schlagen selten ohne äußere Provokation.
- Sind weise.
- Drücken menschliche Grundbedürfnisse durch nonverbales Verhalten aus.
- Helfen oft Bewohnern mit präseniler Demenz und anderen in einer Validations-Gruppe.

Arbeitsplan für individuelle Validation

Datum: Validations- Anwender/in:	Name des/der Bewohner/in/s: überwiegendes Stadium der Desorientierung: Kontaktzeit: Minuten/Tag Tage/Woche

VERBALE VALIDATION: Diskussionsthema: Unbewältigte Lebensaufgabe: Bevorzugtes Sinnesorgan: Validations-Technik:	NONVERBALE VALIDATION: Aufgabenorientierte Bewegungen (backen, falten, mixen etc.): Sich wiederholende Bewegungen zur Anpassung und Spiegelung: Lieder: Passende Berührungen: Validations-Techniken: Annäherung wie, von wo, Abstand? Setzen Sie den Bewohner neben: Ermutigen Sie ihn zu (singen, sprechen, bewegen, berühren etc.): Erforderliches Material (Validations- Schürze, Sitzsack, Ball, Töpfe etc.):

Zum Arbeitsplan für individuelle Validation: Validations-Techniken

Verwenden Sie die dem Stadium der Desorientierung entsprechenden Techniken (siehe Teil III). Berücksichtigen Sie, daß eine Person innerhalb kurzer Zeit von einem Stadium in ein anderes wechseln kann.

- Beobachten Sie die körperlichen Charakteristika.
- Achten Sie auf die Wortwahl.
- Gehen Sie auf das bevorzugte Sinnesorgan ein.*
- Fragen Sie: wer, was, wo, wann, wie. (Vermeiden Sie warum)
- Wiederholen Sie die Schlüsselworte, umschreiben Sie sie, fassen Sie sie zusammen.
- Fragen Sie nach dem Extrem. (Wie schlimm? Schlimmer? Am besten? …)
- Rufen Sie in Erinnerung. (Wie war es früher?)
- Versuchen Sie, das Gegenteil vorstellbar zu machen. (Wann war es besser? Gab es eine Zeit, wo das und das nicht passierte?)
- Können wir gemeinsam eine kreative Lösung finden? Was taten Sie, als dies früher passierte? Finden Sie eine Methode heraus, die damals funktionierte.
- Zentrieren Sie sich. Lassen Sie Ihre eigenen Gefühle beiseite.
- Beobachten Sie die tiefen Gefühle der Person.
- Sprechen Sie die Emotion laut und gefühlvoll aus. Spiegeln Sie das Gefühl.
- Spiegeln Sie die Bewegung. Atmen Sie im gleichen Rhythmus.
- Assoziieren Sie das Verhalten mit unerfüllten Grundbedürfnissen: Liebe, Geborgenheit, nützlich sein, tiefe Gefühle ausdrücken.
- Berühren Sie: die Wangen, den Hinterkopf, die Kieferlinie, Schultern, Oberarme etc.
- Halten Sie echten Blickkontakt.
- Verwenden Sie mehrdeutige Pronomen (er, sie, es, jemand, der etc.), wenn sie das Wortgestammel nicht begreifen.
- Singen Sie vertraute Lieder, die gefühlsmäßig passen.

---

* Worte, die das bevorzugte Sinnesorgan ansprechen:
Sehen: schauen, Bild, wahrnehmen, klar etc.
Hören: klingt wie, laut, lärmend, kratzend, klar, still etc.
Spüren: schlagen, stoßen, schmerzen, schrecklich, berühren, hart, schwer etc.

Lebensgeschichte (Biographie) und grundlegendes Verhalten

Name des/der Bewohners/in:	Wichtige Bemerkungen:

Informationen über die Person: Alter, Geschlecht, Rasse/Heimatland, Geburtsort, berufliche Laufbahn, Kinder etc.	**Familiärer Hintergrund,** sozio-ökonomischer Background, enge familiäre Beziehungen (Namen).
Informationen über die Gesundheit: medizinische Diagnose, Dauer von Krankenhausaufenthalten, Medikationen, körperliche Verluste. Einschränkungen des Sehens/Hörens: links, rechts.	**In diesem Heim:** Freunde? Aktivitäten? Entwicklung? Verhältnis zum Personal? Verhalten in der Nacht im Vergleich zum Tag? Eßverhalten?
Verhaltensmuster: gewöhnliche Reaktion auf Krisen, Verluste. Was führte die Hospitalisierung herbei? Bevorzugtes Sinnesorgan? Typische Beziehungen. Körperliches Verhalten; Muskeln, Bewegung im Raum, Blickkontakt, Reaktion auf Berührungen.	**Typisches emotionales Verhalten.** Drückt Gefühle aus? Leugnet Gefühle? Welches sind die häufigsten Gefühle? (Wut, Liebe, Angst, Trauer)
Stadium der Desorientierung: Mangelhaft/unglücklich orientiert? Zeitverwirrt? Sich wiederholende Bewegungen? Vegetieren? Psychotisches Verhalten? Bewegt sich zwischen zwei Stadien?	**Anwendung von Validation:** Individuell? In der Gruppe? Führen Sie Einzelheiten an. Welche Rolle? Welcher Platz (Sitzordnung)?

Auswahl der Mitglieder einer Validations-Gruppe

Fragen an das Personal und Angehörige. Sieben oder mehr Ja-Antworten können auf eine Geisteskrankheit oder auf Zugehörigkeit zum Stadium I hinweisen. Beide Personengruppen gehören nicht in eine Validations-Gruppe.

1. War die Person schon in einer Einrichtung für Geisteskranke?
2. Gibt sie anderen die Schuld an ihren körperlichen Verlusten?
3. Gibt sie anderen die Schuld an ihren sozialen Verlusten?
4. Weiß die Person, wo sie lebt?
5. Weiß sie, wo sie früher gelebt hat? Die Namen der Kinder? Die Namen des Pflegepersonals?
6. War die Person geistig zurückgeblieben?
7. Erinnert sie sich an eine vertrauliche Beziehung zu einer geliebten Person, der sie nun die Schuld für ihre Verluste gibt?
8. War sie unfähig, eine enge Beziehung zu jemandem herzustellen?
9. Hält die Person krampfhaft an alten Regeln fest?
10. Hat sie Angst, Gefühle zu zeigen?

Sieben und mehr Ja-Antworten können auf Aphasie oder organische Krankheiten hinweisen, die nicht mit dem Alterungsprozeß in Zusammenhang stehen. Diese Personen gehören nicht in eine Validations-Gruppe.

1. Die Person spricht korrekt, läßt aber kurze, verbindende Worte wie „und, aber, ich, die, auf, ab“ etc. aus.
2. Sie weint, wenn sie glücklich und lacht, wenn sie traurig ist.
3. Flucht permanent.
4. Hat steife, mechanische Bewegungen (ohne Medikamente).
5. Zieht sich richtig an, verhält sich korrekt, ist aber nicht an der Gegenwart orientiert.
6. Versteht, kann sich aber nicht ausdrücken.
7. Hat Humor.
8. Kann Zeitung lesen.
9. Kann Bingo oder andere Spiele nach Regeln spielen.
10. Hält keinen Blickkontakt und reagiert nicht auf fürsorgliche Bewegungen.
11. Reagiert nicht auf liebevolle Stimme.

Fragen an die Patienten. Wiederholte Verweise auf die Vergangenheit deuten auf Stadium II oder III hin.

1. Wen vermissen Sie am meisten? Ihren Ehepartner? Ihre Kinder?
2. Womit haben Sie Ihr Geld verdient?
3. War es schwer für Sie, hierher zu ziehen?
4. Was ist das schlimmste am Altern?
5. Wie überwinden Sie Traurigkeit?
6. Was ist das wichtigste im Leben?
7. Was hat Sie in dieses Heim geführt?
8. Haben Sie starke Schmerzen? (Personen in Stadium II und III klagen weniger über Schmerzen als besser orientierte Personen)
9. Waren Sie in einem Krankenhaus? Was haben die Ärzte getan?
10. Mögen Sie die anderen Menschen hier? Warum nicht?
11. Mögen Sie das Personal? Wen mögen Sie nicht? (Personen in Stadium II und III werden sagen, sie leben „zu Hause“ und werden das Personal nicht erkennen)

Auswertung des Fortschritts

Füllen Sie dieses Arbeitsblatt nach jedem Gruppen- oder individuellen Treffen aus. Geben Sie jeder Person Noten von 0 bis 4:

0 = nie, 1 = selten, 2 = gelegentlich, 3 = häufig, 4 = immer

Datum	Name	Stadium	Spricht	Hält Blickkontakt	Berührt	Lächelt	Übernimmt Führungsrolle in einer Gruppe	Partizipiert physisch, tanzt, singt	Anderes Verhalten	Bemerkungen und Hinweise für das nächste Treffen

Zusammenfassung einer Validations-Gruppensitzung

Datum:	Name der Gruppe:	VA:

Einladung zum heutigen Gruppentreffen:
(Führen Sie außergewöhnliche Reaktionen an)

Hauptthemen und Ereignisse:

Pläne für das nächste Treffen:

Bemerkungen und Empfehlungen:

Datum: 3. 8. 91	Name der Gruppe: Dienstaggruppe	VA: N. Feil

Einladung zum heutigen Gruppentreffen:
(Führen Sie außergewöhnliche Reaktionen an)

Frau Smith hat abgelehnt, zu kommen. Sie sieht sehr krank aus.
Herr Stout hat mir einen Kuß gegeben.

Hauptthemen und Ereignisse:

Diskussion über sexuelle Bedürfnisse, Vermissen des Ehepartners. Herr Stout vermißt seine Frau. Er wird entweder Gastgeber oder Vortänzer, um sein Bedürfnis nach weiblicher Gesellschaft zu befriedigen.

Pläne für das nächste Treffen:

Thema: Tod einer geliebten Person

Lieder: „Jesus Loves Me", „I Want a Girl", „Rock a Bye Baby"

Zu lösendes Problem: Was können Sie tun, wenn Sie alleine sind und Ihre Eltern vermissen? Frau Tubin fragen, ob sie betet oder Freunde sucht. Andere Lösungen: ein Schlaflied singen, einen Spaziergang machen, ein Gedicht lesen, die Mutter ins Gedächtnis rufen.

Bewegungen: ein elastisches Band halten und sich dabei zur Musik wiegen

Erfrischungen: Kaffee und Kekse

Bemerkungen und Empfehlungen:

Die Oberschwester fragen, ob Frau Smith Herzbeschwerden hat. Herrn Stout neben Frau Cone setzen. Die beiden zum Tanzen animieren. Die Schallplatte „Let Me Call You Sweethart" besorgen. Beim nächsten Treffen Frau Smiths 90. Geburtstag feiern. Thema: Älter werden.

Beurteilung der eigenen Validations-Fähigkeiten

Dieser Test ist für potentielle VA gedacht, die in einer Institution tätig sind.

Kreuzen Sie die richtige Antwort an

1. Eine desorientierte Bewohnerin schreit jedes Mal, wenn sie ihre Tasche fallen läßt. Sollen Sie:

a) Dafür sorgen, daß sie ihre Tasche hat. Vertrauen aufbauen, herausfinden, was ihr die Tasche bedeutet.
b) Ihr versichern, daß sie hier überhaupt keine Tasche braucht. Sie geht doch nirgendwo hin. Sie braucht kein Geld.
c) Ihr die Tasche wegnehmen. „Aus den Augen, aus dem Sinn."

2. Ein desorientierter, sehr alter Mann knöpft in der Öffentlichkeit seine Hosen auf. Sollen Sie:

a) Sanft mit ihm auf sein Zimmer gehen und ihn fragen: „Fehlt Ihnen Ihre Frau sehr?"
b) Ihn negativ ver- und bestärken. Ihn wissen lassen: „So etwas tut man hier nicht."
c) Seine Handlung spiegeln.

3. Eine desorientierte Bewohnerin ruft laut: „Ich will mein Gebiß!" Sollen Sie:

a) Herausfinden, wo ihre Zähne sind oder ihr das Gebiß geben.
b) Ihr sagen, daß sie andauernd ihre Zähne herausnimmt und sie verliert.
c) Ihr sagen, daß sie für ein neues Gebiß zu alt ist.

4. Wenn Sie mit einer desorientierten Person zu tun haben, neigen Sie meist dazu:

a) Distanz zu halten.
b) Sie sanft zu berühren, um die Interaktion zu fördern.
c) Sehr nahe bei ihr zu stehen, ohne sie zu berühren.
d) Sie sanft zu berühren und Blickkontakt zu wahren.

5. Eine Person befindet sich in Stadium III (sich wiederholende Bewegungen):

a) Sie spiegeln ihre Handlungen durch Berührung und Blickkontakt.
b) Sie fragen die Person, was sie tut.
c) Sie ersuchen sie aufzuhören.
d) Sie ignorieren ihre Handlungen.

Machen Sie bitte im folgenden ein R (Richtig) oder ein F (Falsch)

6. Beinahe alle sehr alten, desorientierten Menschen sind inkontinent.
7. Alle alten Menschen sollten ihren Familiennamen kennen, Ort, Datum und Uhrzeit wissen.
8. Menschen, die in der Vergangenheit leben, sind glücklich, daher sollte man so tun, als glaubte man ihnen.
9. Desorientierte Personen über 80 Jahre mit physischen Gebrechen und sozialen Verlusten kehren in die Vergangenheit zurück, um alte Konflikte zu lösen und angenehme Gefühle wiederzuerleben.
10. Man muß alte Menschen korrigieren, wenn sie sich irren oder vergeßlich sind.
11. Alte Menschen sollten verschiedene Interessen haben, so kann innerer Rückzug verhindert werden.

Beantworten Sie bitte die folgenden Fragen in einer kurzen Abhandlung, verwenden Sie zusätzliches Papier

12. Nennen Sie Eriksons 8 Lebensstadien und ihre Aufgaben.
13. Bestimmen und beschreiben Sie die vier Stadien der Desorientierung.
14. Beschreiben Sie die Ziele und Bedürfnisse sehr alter Menschen in jedem der vier Stadien.
15. Beschreiben Sie die den einzelnen Stadien entsprechenden Validations-Techniken.
16. Nennen Sie die einzelnen Schritte des Zentrierens.
17. Nennen Sie die zur Bildung einer V-Gruppe erforderlichen Schritte.
18. Verfassen Sie eine kurze Einführung in Validation, die Sie den Angehörigen oder dem Personal präsentieren würden.

Die Antworten auf die Fragen 1–11 finden Sie auf S. 126.

Validations-Hausaufgaben

Diese Arbeitsblätter können benützt werden, um Co-Anwender oder Angehörige in der Anwendung von Validation auszubilden.

1. Aufgabe:

Finden Sie das bevorzugte Sinnesorgan der nachgenannten Personen heraus und begründen Sie Ihre Diagnose durch das Anführen der Anhaltspunkte.

A. Ihr Partner (oder eine vertraute Person):

Bevorzugtes Sinnesorgan:

Anhaltspunkte:

B. Ihr Kind:

Bevorzugtes Sinnesorgan:

Anhaltspunkte:

C. Ein/e Co-Anwender/in:

Bevorzugtes Sinnesorgan:

Anhaltspunkte:

D. Ein Bewohner:

Bevorzugtes Sinnesorgan:

Anhaltspunkte:

E. Eine Bewohnerin:

Bevorzugtes Sinnesorgan:

Anhaltspunkte:

2. Aufgabe:

Führen Sie möglichst viele Worte an, die Sie bei einem Gespräch mit einer Person benutzen, um deren bevorzugtes Sinnesorgan zu identifizieren.

Hören	Sehen	Fühlen

Diese Aufgaben wurden von May Bayer, R. N., Sandy River Alliance Nursing Care Centers in Portland, Maine, erstellt.

Antworten zu den Fragen zur Beurteilung der eigenen Validations-Fähigkeiten: 1 a, 2 a, 3 a, 4 d, 5 a, 6 R, 7 F, 8 F, 9 R, 10 F, 11 R

Anmerkungen

1 Naomi Feil, Group Therapy in a Home for the Aged, The Gerontologist 7, Nr. 3, Part 1 (Sept. 1967), 192–195.
2 Edward Feil, The Tuesday Group, Film, Cleveland, Ohio; Edward Feil Productions, 1972.
3 History of Isadore Rose. Unveröffentlichte Fallgeschichte, Montefiore Home, Cleveland, Ohio, 1963–71, bei der Autorin erhältlich.
4 Naomi Feil, A New Approach to Group Therapy. Unveröffentlichter Aufsatz, vorgetragen beim 25. jährlichen Meeting der Gerontological Society in San Juan, Puerto Rico, Dezember 1972.
5 Erik Erikson, Einsicht und Verantwortung. Die Rolle des Ethischen in der Psychoanalyse, Verlag Klett-Cotta, Stuttgart, 1966.
6 Erik Erikson, Kindheit und Gesellschaft, Verlag Klett-Cotta, Stuttgart 1984.
7 Erik H. and Joan M. Erikson, Introduction: Reflections On Aging, in Stuart Spicker, Kathleen Woodward and David Van Tassel (eds.), Aging And The Elderly, Atlantic Highlands, N.J., Humanities Press, 1978.
8 Gail Sheehy, Passages, New York, E.P. Dutton R. Co., 1974.
9 Sue V. Saxon and Mary Jean Etten, Physical Change and Aging, New York, Tiresias Press, 1978.
10 James J. Barrell and Donald D. Price, Two Experimental Orientations Toward a Stressful Situation and Their Somatic and Visceral Responses, Psychophysiology 14, 1977, S. 517–521.
11 F.G. Schettler and G.S. Boyd, Atherosclerosis, Amsterdam, North- Holland Publishing Co./Biomedical Press, 1969.
12 Wilder Penfield, The Cerebral Cortex and the Mind of Man, in: Peter Laslett (ed.), The Physical Basis of Mind, New York, Macmillan Co., 1950.
13 N. Feil und J. Flynn, Meaning Behind Movements of the Disoriented Old-Old, Somatics IV, Nr. 2, Spring/Summer 1983.
14 Willard Mittelman, Self-Actualization, Journal of Humanistic Psychology 31, Winter 1991, 114–135.
15 A. Zaidel, The Concept of Cerebral Dominance in the Split Brain, in: E.W. Busse (ed.), Cerebral Correlates of Counscious Experience, Amsterdam, North-Holland Publishing Co., 263–284.
16 P. Watzlawick, J. Bevin and D.D. Jackson, Pragmatics of Human Communication, New York, W.W. Norton & Co, 1967.
17 Siehe Anm. 12.
18 Russell Brain, Speech and Thought, and Wilder Penfield, The Cerebral Cortex and the Mind of Man, in: Peter Laslett, op. cit.
19 Jean Piaget, Das Erwachen der Intelligenz beim Kinde, Verlag Klett Cotta, Stuttgart, 1973.

20 Edward Feil, Looking for Yesterday, Film, Cleveland, Ohio, Edward Feil Productions, 1978.
21 J.B. Aker, Arthur C. Walsh and R.J. Beam, Mental Capacity, Medical and Legal Aspects of Aging, New York, McGraw-Hill Book Co., 1977.
22 Adrian Verwoerdt, Clinical Geropsychiatry, Baltimore, Md., Williams A. Wilkins Co., 1976.
23 Julius Weil, Special Program for the Senile in Home for the Aged, Geriatrics 21, January 1966, 197–202.
24 R.N. Butler and Myrna I. Lewis, Aging and Mental Health, New York, C.V. Mosby Co., 1977, 76–83.
25 Marian Emr, Progress Report on Senile Dementia of the Alzheimer's Type, NIH Publication, Nr. 81–2342, Rockville, Md., National Institute on Aging, September 1981.
26 R.N. Butler and Myrna I. Lewis, op. cit., 88.
27 G. Blessed, B.E. Tomlinson and M. Roth, The Association between Quantitative Measures of Dementia and of Senile Change in the Cerebral Grey Matter of Elderly Subjects, British Journal of Psychiatry 114, 1968, 797–811.
28 Leonard L. Heston and June A. White, The Vanishing Mind, New York, W.H. Freeman R. Co., 1983, 1991.
29 Dennis J. Selkoe, Amyloid Protein and Alzheimer's Disease, Scientific American, November 1991.
30 Siehe Anm. 22.
31 Thomas Harris, Ich bin o.k. Du bist o.k., Rowohlt Verlag, Reinbek, 1975.
32 Beth Rubin, Burnout; Causation And Measurement, unveröffentlichte Diplomarbeit, Department of Psychology, Michigan State University, East Lansing, Michigan, 1982.
33 Naomi Feil, Group Work with Disoriented Nursing Home Residents, Social Work with Groups 5, Nr. 2, New York, Haworth Press, Summer 1982, 57.
34 Siehe Anm. 4.
35 Naomi Feil, A Comparison of Oriented and Disoriented Residents, unveröffentlichte Studie, Montefiore Home, Cleveland, Ohio, 1976.
36 Stan Alprin, The Study to Determine the Results of Implementing Validation-Therapy, unveröffentlichte Studie, Cleveland State University, September 1980.
37 Marlene Peoples, Validation-Therapy Versus Reality Orientation As Treatment for Disoriented Institutionalized Elderly. Unveröffentlichte Diplomarbeit, College of Nursing, University of Akron, Akron, Ohio, 1982.
38 Paul Fritz, The Language of Resolution Among The Old-Old: The Effect of Validation-Therapy on Two Levels of Cognitive Confusion, Untersuchungsergebnisse, präsentiert bei der Speech Communication Association, November 1986, Chicago, Illinois.
39 James T. Dietch, Linda J. Hewett and Sue Jones, Adverse Effects of Reality Orientation, Journal of American Geriatric Society 37, 1989, 974–976.
40 Colin Sharp and Alan Johns, Validation-Therapy: an Evaluation of a Program at the South Port Community Nursing Home in Melbourne, Australia, Referat, gehalten bei der Australian Association of Voluntary Care Associations, Melbourne, Australia, November 10–13,1991.
41 Ian Morton and Christine Bleathman, Does It Matter Whether It's Tuesday or Friday? Nursing Times 84, Nr. 6, London, 1988, 25–27.

42 Jean Prentczynski, Dissertation, Medizinische Fakultät der Universität von Reims, Dezember 20, 1991.
43 Gay Hendriks and Russel Wills, The Centering Book, Englewood Cliffs, N. J., Prentice-Hall, 1975.
44 Sigmund Freud, Gesammelte Werke in Einzelbänden, Bd. 4, Zur Psychopathologie des Alltags, Hrsg. v. Anna Freud, Verlag S. Fischer, Frankfurt, 1983.
45 Jolande Jacobi, Die Psychologie von C. G. Jung, Verlag S. Fischer, Frankfurt, 1987.
46 Siehe Anm. 45.
47 R. Bandler, J. Grinder and V. Satir, Changing with Families, Palo Alto, Cal., Science and Behavior Books, 1976.
48 M. L. von Franz and J. Hillmann, Jung's Typology, Zürich, Spring Publications, 1975.
49 siehe Anm. 48.
50 P. K. Saha, in: Edward Feil, The More We Get Together, Film, Cleveland, Ohio, Edward Feil Productions, 1988.
51 Siehe Anm. 13.
52 Adelaide Bry, Visualization, New York, Barnes and Noble Books, 1979.
53 R. Bandler and J. Grinder, Frogs into Princes, Salt Lake City, Utah, Real People Press, 1979.
54 Edward Feil, Mrs. Ward, Film, Cleveland, Ohio, Edward Feil Productions, 1980.
55 Margaret E. Hartford, Groups and Social Work, New York and London, Columbia University Press, 1971.
56 Paul K. H. Kim (ed.), Serving the Elderly, New York, Eldine de Gruyter, 1991.
57 Gemma M. M. Jones and Bere M. L. Miesen (eds.), Caregiving in Dementia, London, Routledge, 1992.

Literatur

American Psychiatric Association, Diagnostics and Statistical Manual of Mental Disorders II, III and III R. Washington D.C., American Psychiatric Association 1952, 1980.

Robert N. Butler and Alexander G. Bearn (eds.), The Aging Process, Therapeutic Implications, New York, Raven Press, 1985.

Naomi Feil, „Resolution: The Final Life Task“, Journal of Humanistic Psychology 25, No. 2, Spring 1985, S. 91–105.

Naomi Feil, „Validation: An Empathic Approach to the Care of Dementia“, Clinical Gerontologists 8, No. 3, 1989.

Howard Gardner, The Shattered Mind, New York, International Universities Press, 1949.

Herbert Ginsburg and Sylvia Opper, Piaget's Theory of Intellectual Development, Englewood Cliffs, N.J.: Prentice-Hall, 1969.

R. Gordon, Your Healing Hands: The Polarity Experience, Santa Cruz, Cal. Unity Press, 1978.

Charles Hampden-Turner, Maps of the Mind, New York, Macmillan Co., 1981.

R. D. Laing, The Divided Self, Baltimore, Penguin Books, 1969.

Robert E. Ornstein, The Psychology of Consciousness, New York, Harcourt, Brace, Jovanovich, 1977.

Karl H. Pribam, Languages of the Brain, Monterey, Cal., Wadsworth Publishing Co., 1977.

Carl Rogers, Counseling and Psychotherapy, Boston, Houghton Mifflin Co., 1942.

Charles Wells, Dementia, Philadelphia, Pa., F. A. Davis Co., 1977.

J. Welwood, „Befriending Emotion“, The Journal of Transpersonal Psychology II, No. 2, 1979, 145.

Zepelin, Wolfe and Kleinplatz, „Evaluation of a Yearlong Reality Orientation Program“, The Journal of Gerontology 36, No. 1, January 1981, 70–77.

Literaturhinweise für deutschsprachige Leser/innen

Richard Bandler, John Grinder: Struktur der Magie, Band 1 u. 2. Junfermann, Paderborn 1981/1982.

Erik H. Erikson: Identität und Lebenszyklus. Suhrkamp, Frankfurt/Main 1976.

Erik H. Erikson: Der vollständige Lebenszyklus. Suhrkamp, Frankfurt/Main 1988.

Naomi Feil: Validation in Anwendung und Beispielen. Der Umgang mit verwirrten alten Menschen. Aus dem Amerikanischen von Heinrich Hoffer und Eva Valente. (Reinhardts Gerontologische Reihe; 17). 3. Aufl. Ernst Reinhardt Verlag München/Basel 2001.

Naomi Feil, Evelyn Sutton, Frances Johnson: Trainingsprogramm Validation. Aus dem Amerikanischen von Andreas Gerold.
Baustein 1. DIN A4. (Reinhardts Gerontologische Reihe; 23 a) Ernst Reinhardt Verlag München/Basel 2001.
Baustein 2. DIN A4. (Reinhardts Gerontologische Reihe; 23 b) Ernst Reinhardt Verlag München/Basel 2001.
Overheadfolien. DIN A4. 20 Folienblätter. (Reinhardts Gerontologische Reihe; 23 c) Ernst Reinhardt Verlag München/Basel 2001.
Jean Piaget, Bärbel Inhelder: Gedächtnis und Intelligenz. Klett Cotta, Stuttgart 1980.
Carl Rogers: Entwicklung der Persönlichkeit. 10. Aufl. Klett Cotta, Stuttgart 1994.

Filme (F) und Videofilme (V) zur Validation

Edward Feil Production:

Where Life Still Means Living, Montefiore Home, 1964 (24 Min. F&V).
The Inner World of Aphasia, Montefiore Home, 1968 (24 Min. F&V).
The Tuesday Group, Montefiore Home, 1972 (14 Min. F&V).
When Generations Meet, Montefiore Home, 1973 (24 Min. F&V).
A New Life For Rose, C. Schnurmann Housing, 1973 (24 Min. F&V).
Living the Second Time Around, 1974 (22 Min. F&V).
Looking for Yesterday, Cleveland, 1978 (29 Min. F&V).
100 Years To Live, Cleveland, 1981 (29 Min. F&V).
My First Hundred Years, Cleveland, 1984 (57 Min. V).
The More We Get Together, Cleveland, 1986 (44 Min. V).
Act Your Age: Marge the Blamer, Muriel The Wanderer, Cleveland, 1988 (21 Min. V).
Communicating with the Alzheimer Type Population: the Validation Method, Cleveland, 1988 (19 Min. V).
Sarah's Choice, Cleveland, 1992 (10 Min. V).
Myrna: The Mal-oriented, 1997 (27 Min. V).
4 Phases of Resolution, 1998 (8 Min. V).

Im Ernst Reinhardt Verlag:

Auf der Suche nach Gestern. VHS. 29 Min. 3-497-01532-6.
Lebe Dein Alter. VHS. 19 Min. 3-497-01533-4.
Myrna – desorientiert und unglücklich. VHS. 26 Min. 3-497-01534-2.
Zwei Lehrfilme zur Validation. Die vier Phasen der Aufarbeitung (8 Min.), Myrna (26 Min.). VHS. 34 Min. 3-497-01636-5.

Validations-Organisationen

Validation Training Institute, Inc., European Manager
Vicki de Klerk-Rubin
Wohllebengasse 7/9
A-1040 Wien

Ausbildungsangebote von Autorisierten Validationszentren im deutschsprachigen Europa:

Kuratorium „Wohnen im Alter e.V." (KWA)
D-82008 Unterhaching
Bibergerstraße 50
Tel. (004989) 66558/566, Fax Kl. 546

Österreichisches Institut für Validation (ÖIV)
A-9020 Klagenfurt
Sekretariat: Dr. Hauptmann-Hermann-Platz 6
Tel.: (00434 63) 248083, Fax 239637

Institut für Angewandte Gerontologie (IFAG)
D-10585 Berlin-Charlottenburg
Haubachstraße 8
Tel.: (004930) 3415034, Fax 3416068

Tertianum ZfP
Das Zentrum für Persönlichkeitsentwicklung und Generationenfragen
Validation Zentrum Schweiz
Kronenhof
CH-8267 Berlingen
Tel.: (004152) 7625757, Fax 7625770

Autorisierte Validations-Organisationen gibt es auch in:

Belgien, Dänemark, Finnland, Frankreich, den Niederlanden, Schweden. Diese arbeiten gemeinsam mit Italien in der European Validation Association (EVA) zusammen.

Über die Autorin

Naomi Feil wurde 1932 in München geboren. Als sie vier Jahre alt war, floh ihre Familie aus Deutschland. Naomi Feil wuchs im Montefiore-Altersheim in Cleveland, Ohio, auf, wo ihre Eltern auf dem Gebiet der Rehabilitation Pionierarbeit leisteten. 1956 erwarb sie ihren Master's Degree an der Columbia University, New York School of Social Work, sie hatte sich dort auf die Gruppenarbeit mit alten Leuten spezialisiert. Anschließend leitete sie einige Jahre in New York die Abteilung für Gruppenarbeit im Bird S. Coler-Spital auf Welfare Island und im W. Hodson Community Center. 1963 kehrte sie an das Montefiore-Heim zurück, um die 1947 von ihrem Vater initiierte theoretische und praktische Arbeit mit desorientierten, sehr alten Menschen fortzusetzen. Als Gruppenarbeiterin im Montefiore-Heim und Assistenz-Professorin an der Schule für Angewandte Sozialwissenschaften, Case Western Reserve University, in Cleveland, Ohio, entwickelte Naomi Feil zwischen 1963 und 1980 die Validations-Methode. Seitdem praktiziert sie Validation mit Patienten von Therapiezentren und Altenpflegeheimen und arbeitet als Beraterin für Heime und Familien. Außerdem leitet sie Workshops in Europa, Australien und den USA, in denen Validation demonstriert, unterrichtet und trainiert wird.

Frau Feil ist Mitglied der Akademie für Diplomierte Sozialarbeiter (ACSW) und in den „Outstanding Professionals in Human Services“. Neben ihren Büchern über Validation hat sie Material über das Altern in Zeitschriften und Büchern für Gerontologie und im „Guide to Inter-Generational Programming“ für den National Council on Aging veröffentlicht. Alle neun Drehbücher über das Altern, die sie für die Edward Feil Productions verfaßte, erhielten einen Preis. Als ehemalige Off-Broadway-Schauspielerin setzt sie ihr Talent ein, um Einfühlungsvermögen für sehr alte, desorientierte Menschen zu lehren.

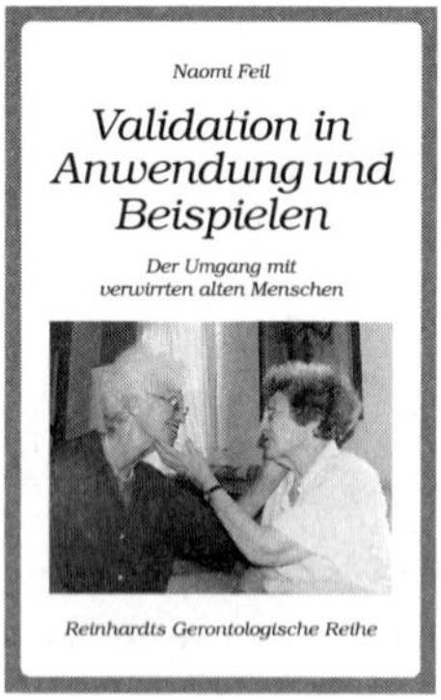

Der Umgang mit verwirrten alten Menschen

Aus dem Amerik. von Heinrich Hoffer und Eva Valente

(Reinhardts Gerontologische Reihe; 17)

3., überarb. Aufl. 2001
262 Seiten
(3-497-01591-1) kt

Naomi Feil
Validation in Anwendung und Beispielen

Naomi Feils Validationsmethode hat sich im Umgang mit desorientierten alten Menschen bewährt. Denn Validation läßt die innere Erlebniswelt des verwirrten alten Menschen gelten. Empathie und Anerkennung gehören dabei zur Grundhaltung der Pflegenden. Wie die Validation mit Hilfe verbaler und nonverbaler Kommunikationstechniken gelingen kann, zeigt das vorliegende Praxisbuch in zahlreichen Beispielen und Anwendungen. Eine Pflichtlektüre für alle, die verwirrte alte Menschen umsorgen und pflegen!

Aus dem Inhalt

Über die Alzheimersche Krankheit und die Anwendung von Validation: Lebensentwicklung und das Bedürfnis nach Validation. Das Konzept und die Techniken von Validation. Die vier Abschnitte der Aufarbeitungsphase des Lebens. Über den Einsatz von Validation bei Menschen mit unterschiedlichen Krankheitsbildern, Beispiel und Deutungen

Validation in der Praxis: Über Kommunikation mit Personen, die mangelhaft orientiert sind. Kommunikation mit zeitverwirrten Personen. Kommunikation mit Personen im Stadium der sich wiederholenden Bewegungen. Kommunikation mit unglücklich orientierten und zeitverwirrten Menschen, die zu Hause leben

Gruppenvalidation: Wie man eine Validationsgruppe aufbaut. Wem nützt Gruppenvalidation? Die Rolle der Validationsgruppenleiter. Die Rolle der Co-Leiter. Beispiel einer Validationsgruppe

Anhang

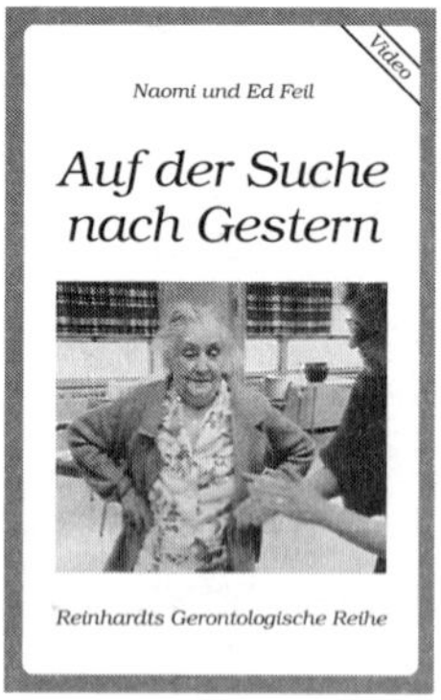

VHS-Video. 29 Min.
Mit deutschen Untertiteln

(Reinhardts Gerontologische Reihe; 20)

2000
(3-497-01532-6)

Naomi und Ed Feil
Auf der Suche nach Gestern

Naomi Feil hat sich in ihrer Ausbildung als Sozialarbeiterin und Psychologin auf Gruppenarbeit spezialisiert, hauptsächlich auf die Gruppenarbeit mit alten Menschen. Nach ersten Erfahrungen erkennt sie, daß die praktizierten Methoden wie Realitätsorientierung und Verhaltenstraining für die emotionalen Bedürfnisse vieler alter Menschen nicht ausreichen. Sie wirft ihr Konzept über Bord und entwickelt neue Wege, mit alten Menschen umzugehen.

Dieser Videofilm – der früheste aller Validationsfilme – läßt den Zuschauer eindrücklich an Geschichte und Entwicklung der Validationsmethode teilhaben.

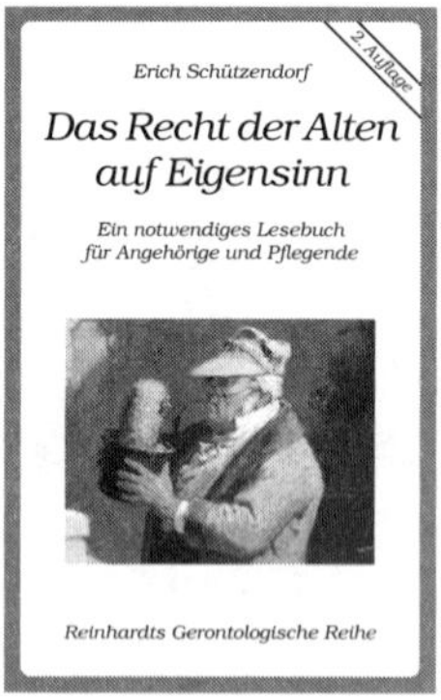

Erich Schützendorf
Das Recht der Alten auf Eigensinn

Ein notwendiges Lesebuch für Angehörige und Pflegende

(Reinhardts Gerontologische Reihe; 13)

2. Auflage 1999
228 Seiten. 8 Abb.
(3-497-01416-8) kt

Ein unkonventionelles Buch erwartet seine Leser. Es gibt nichts Schwierigeres als Beziehungen, heißt es gemeinhin. Am schwierigsten aber sind Beziehungen zu Menschen, die sich nicht mehr an die Verhaltensregeln der Erwachsenenwelt halten können, die von Normen abweichen und den Ausdruck ihrer Freuden, Ängste, Phantasien, Bösartigkeiten und Gelüste (die wir alle haben) nicht mehr kontrollieren können. Der Autor eröffnet ungewohnte Sichtweisen, indem er vertraute Reaktionsformen von Angehörigen und Pflegenden in Frage stellt und Vorschläge für andere Formen des Umgangs anbietet. Mit viel Verständnis und Nachsicht für die menschlichen Schwächen beider Seiten werden Wege zu einem gelassenen und entlastenden Umgang mit den „starrsinnigen Alten" aufgespürt. Dabei erhebt der Autor an keiner Stelle den Zeigefinger. In so manchen Beispielen aus der Praxis der Altenpflege wird sich der Leser mit einem Lächeln selbst wiedererkennen.

EV reinhardt

Ernst Reinhardt Verlag • München Basel
E-Mail: info@reinhardt-verlag.de
http://www.reinhardt-verlag.de

Rolf D. Hirsch

Lernen ist immer möglich

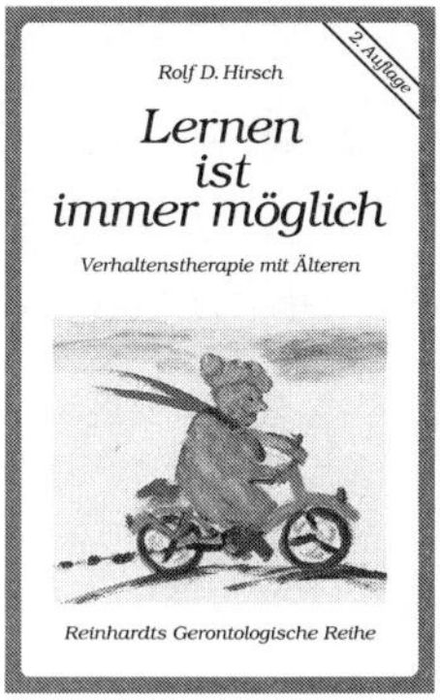

„Was Hänschen nicht lernt, lernt Hans nimmermehr.“ Das Sprichwort nährt das Vorurteil einer immer noch eher defizitären Altersvorstellung. Rolf D. Hirsch räumt auf mit der überholten Vorstellung (und Entschuldigung), der Mensch sei im Alter zu starr und zu uneinsichtig. Ältere und alte Menschen sind durchaus in der Lage, Neues zu lernen, ihr Verhalten gezielt zu ändern. Ein im Laufe des Lebens „erlerntes störendes Verhalten“ kann auch verlernt werden. Die Verhaltenstherapie bietet heute eine Palette von Methoden an, z. B. operante Methoden, systematische Desensibilisierung, Training von Selbststeuerung und sozialer Kompetenz sowie Problemlösungstraining. Das Buch ermutigt Therapeuten, mit älteren und alten Menschen zu arbeiten, gibt erprobte Konzepte weiter und ist nicht zuletzt auch ein Gewinn für kundige ältere Leser.

Pressestimme

„Verblüffend einfach verdeutlichen vor allem die Fallgeschichten, daß die Möglichkeiten dieser Therapie gerade bei dementen Heimbewohnern nicht erschöpft sind (...) Dem Autor gelingt es, die zugrundeliegende, recht komplexe Theorie so anschaulich und verständlich darzustellen, daß Berührungsängste, Verhaltenstherapie zu praktizieren, beseitigt werden.“ *Altenheim*

Verhaltenstherapie mit Älteren

(Reinhardts Gerontologische Reihe; 2)

2., aktual. Aufl. 2000
171 Seiten. 6 Abb.
(3-497-01475-3) kt

Ernst Reinhardt Verlag • München Basel
E-Mail: info@reinhardt-verlag.de
http://www.reinhardt-verlag.de

reinhardt

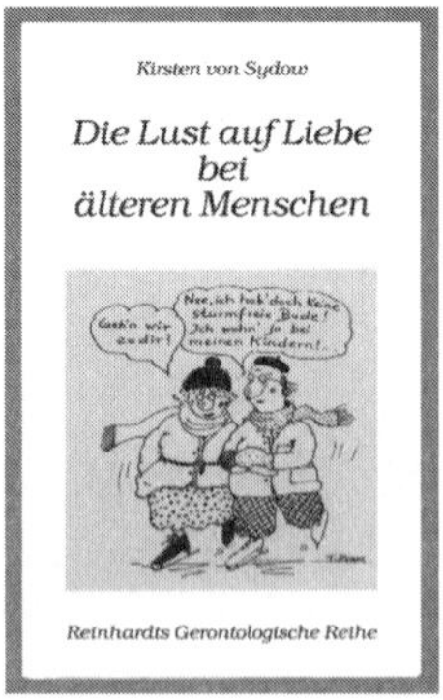

(Reinhardts Gerontologische Reihe; 5)

2. Aufl. 1994
126 Seiten
(3-497-01347-1) kt

Kirsten von Sydow
Die Lust auf Liebe bei älteren Menschen

Noch immer ist die Sexualität älterer Menschen ein tabuisiertes Thema. Dieses Buch macht deutlich, wie unterschiedlich auch alte Menschen ihre Sexualität erleben und gestalten. Es kommen älteren Frauen und Männer zu Wort; Sorgen um die eigene Attraktivität oder um Abnehmen der Potenz werden angesprochen. Körperliche Veränderungen können die Sexualität beeinflussen, gesellschaftliche Bedingungen und biographische Erfahrungen prägen das sexuelle Verhalten und Erleben. Wichtig ist, daß Sexualität nicht nur als „Geschlechtsverkehr" verstanden wird, sondern daß damit auch andere Formen lustvollen intimen Kontaktes eingeschlossen werden.
Das Thema „Partnerschaft und Sexualität" wird ausführlich behandelt; hier wird nicht nur auf die Situation von Eheleuten, sondern auch auf andere Beziehungsformen eingegangen (z. B. Beziehungen zwischen Alleinstehenden und Verheirateten, Beziehungen mit räumlicher Distanz, homosexuelle und lesbische Beziehungen). Ebenso wird auch die emotionale und sexuelle Situation Alleinstehender beleuchtet, wobei hier besonders auf die Situation von Frauen eingegangen wird, die sehr viel öfter als Männer im mittleren und höheren Alter ohne Partner leben.

eV reinhardt

Ernst Reinhardt Verlag • München Basel
E-Mail: info@reinhardt-verlag.de
http://www.reinhardt-verlag.de

Johannes Kemper
Schlafstörungen im Alter erklären und behandeln

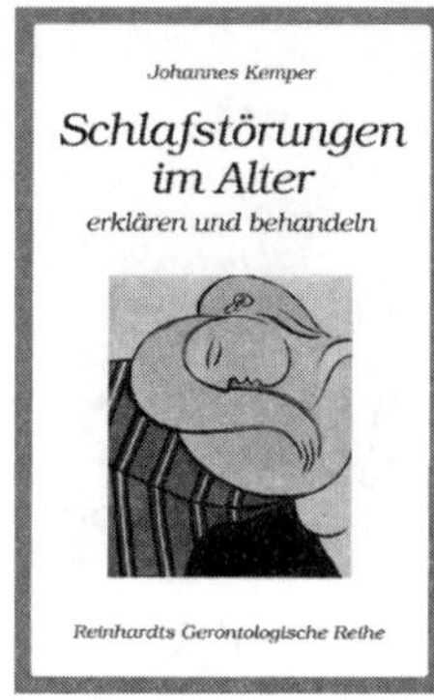

(Reinhardts Gerontologische Reihe; 10)

1995. 207 Seiten
15 z.T. farb. Abb.
(3-497-01341-2) kt

Mit zunehmendem Alter der Menschen verändert sich auch ihr Schlaf. Viele nehmen dies als lästige Gegebenheit hin. Manche kompensieren mit Schlafmitteln. Nur die wenigsten sind sich darüber im klaren, welch grundlegende Einschnitte bis hin zur vitalen Bedrohung ein gestörter Schlaf mit sich bringt. Nächtliche Atemregulationsstörungen erhöhen gerade bei Alternden das Risiko eines Herzinfarktes. Die Schlafprobleme Depressiver sind Ausdruck einer veränderten Schlaf-Wach-Rhythmik. Alpträume haben oft tagelange Verstimmungen zur Folge. Der fehlende Schlaf dementiell Erkrankter bringt große pflegerische Schwierigkeiten mit sich. Bisher reagierte man darauf überwiegend mit Medikamenten. Wenn wir aber – einem modernen Verständnis von Gesundheit folgend – den Schlaf als die gelungene Kommunikationsform eines Menschen mit sich und seiner Umwelt verstehen, so ergeben sich weit natürlichere Behandlungsformen, die in diesem Buch auch anhand praktischer Beispiele beschrieben werden.

Aus dem Inhalt

Diagnose und Verbreitung von Schlafstörungen
Verhaltenstherapie und Psychoanalyse bei Schlafstörungen
Gruppentherapie bei Schlafstörungen
Apnoe – das gesteigerte Schlafbedürfnis am Tage als Folge einer Atemstörung bei Nacht
Das Restless-legs-Syndrom: die unruhigen Beine
Therapie mit Medikamenten
Schlaf und Depression
Verzeichnis von Schlafambulanzen und Schlaflaboratorien

Ernst Reinhardt Verlag • München Basel
E-Mail: info@reinhardt-verlag.de
http://www.reinhardt-verlag.de

reinhardt

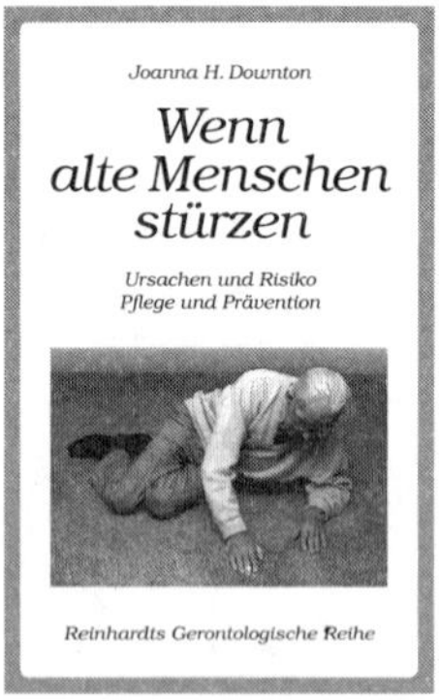

Ursachen und Risiko – Pflege und Prävention

Aus dem Englischen übersetzt von Ulrike Schmid

(Reinhardts Gerontologische Reihe; 12)

1995. 225 Seiten
34 Abb. 4 Tab.
(3-497-01355-2) kt

Joanna H. Downton
Wenn alte Menschen stürzen

Nahezu die Hälfte aller alten Menschen stürzt mindestens einmal im Laufe eines Jahres. Welch z. T. gefährliche Verletzungen mit schwierigen und langwierigen Heilungsprozessen damit verbunden sind, ist allgemein bekannt. Dieses Problem beschäftigt alle, die in medizinischer, pflegender und sozialbetreuender Weise mit alten Menschen umgehen. Oft wird der Sturz schicksalhaft hingenommen – das muß und darf nicht sein! Dieses Buch ist aus der geriatrischen Praxis heraus entstanden. Es konzentriert sich auf die Ermittlung der Ursachen, auf die richtige Versorgung nach einem Sturz und die Präventionsmöglichkeiten. Es wird u. a. vor Augen gehalten, wie man durch die Gestaltung der räumlichen Umgebung und die Benutzung von Hilfsmitteln die Sturzgefahr senken kann. Wichtig ist, den alten Menschen hier nicht als Objekt der Bemühungen anzusehen, sondern ihn – soweit möglich – in die Prävention verantwortlich miteinzubeziehen.

Pressestimme

„Die britische Autorin, Chefärztin einer geriatrischen Abteilung, präsentiert ein ausgezeichnetes Buch, das allen Pflegenden und Fachbibliotheken empfohlen werden kann. Relevantes Wissen zur Epidemiologie, Physiologie, Pathophysiologie, Pflege und Prävention wird in einen sinnvollen Zusammenhang gestellt und mit zahlreichen Fallbeispielen umrahmt.“ *Krankenpflege*

ℰV reinhardt

Ernst Reinhardt Verlag • München Basel
E-Mail: info@reinhardt-verlag.de
http://www.reinhardt-verlag.de